CB044956

embaraçada

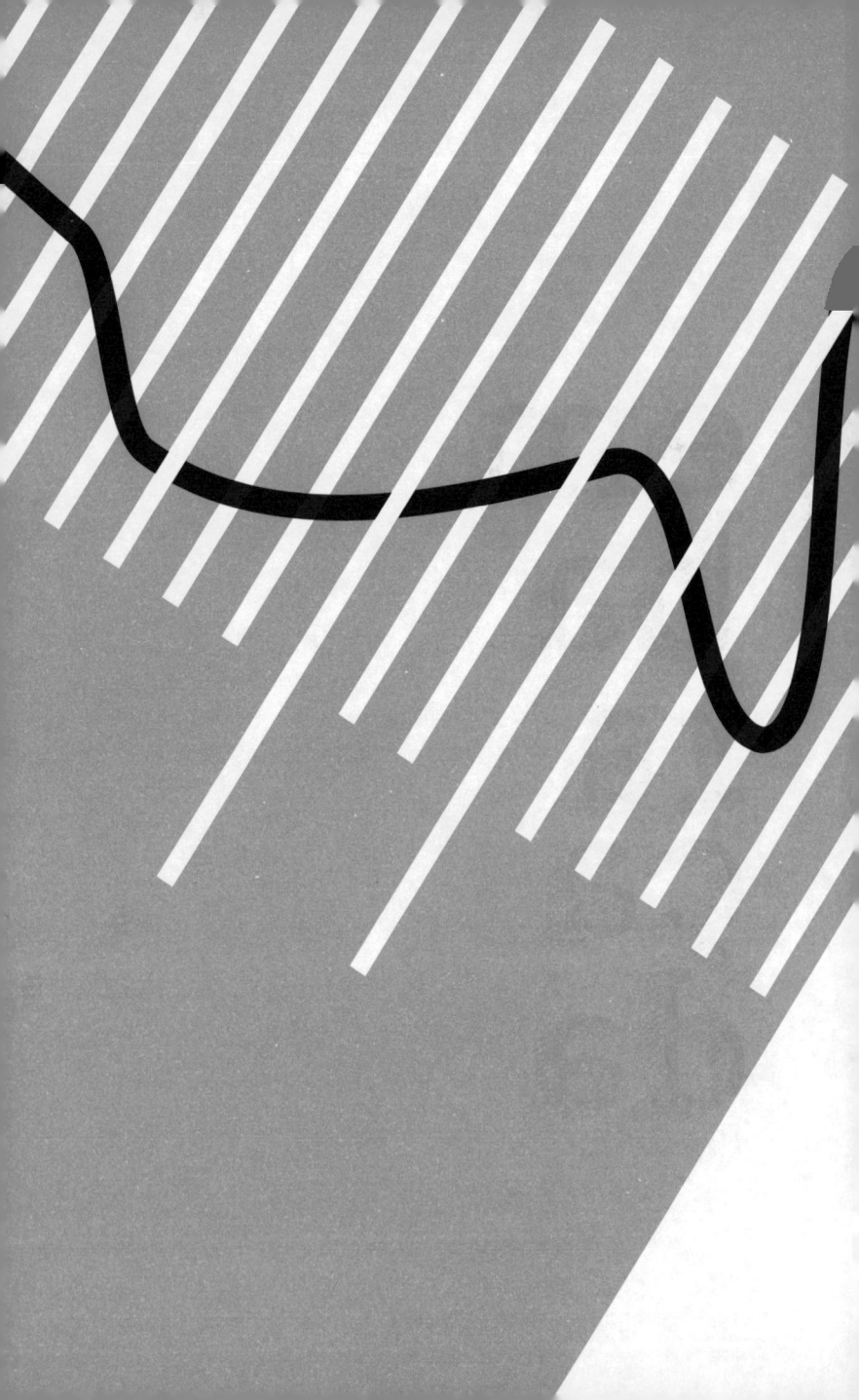

embaraçada

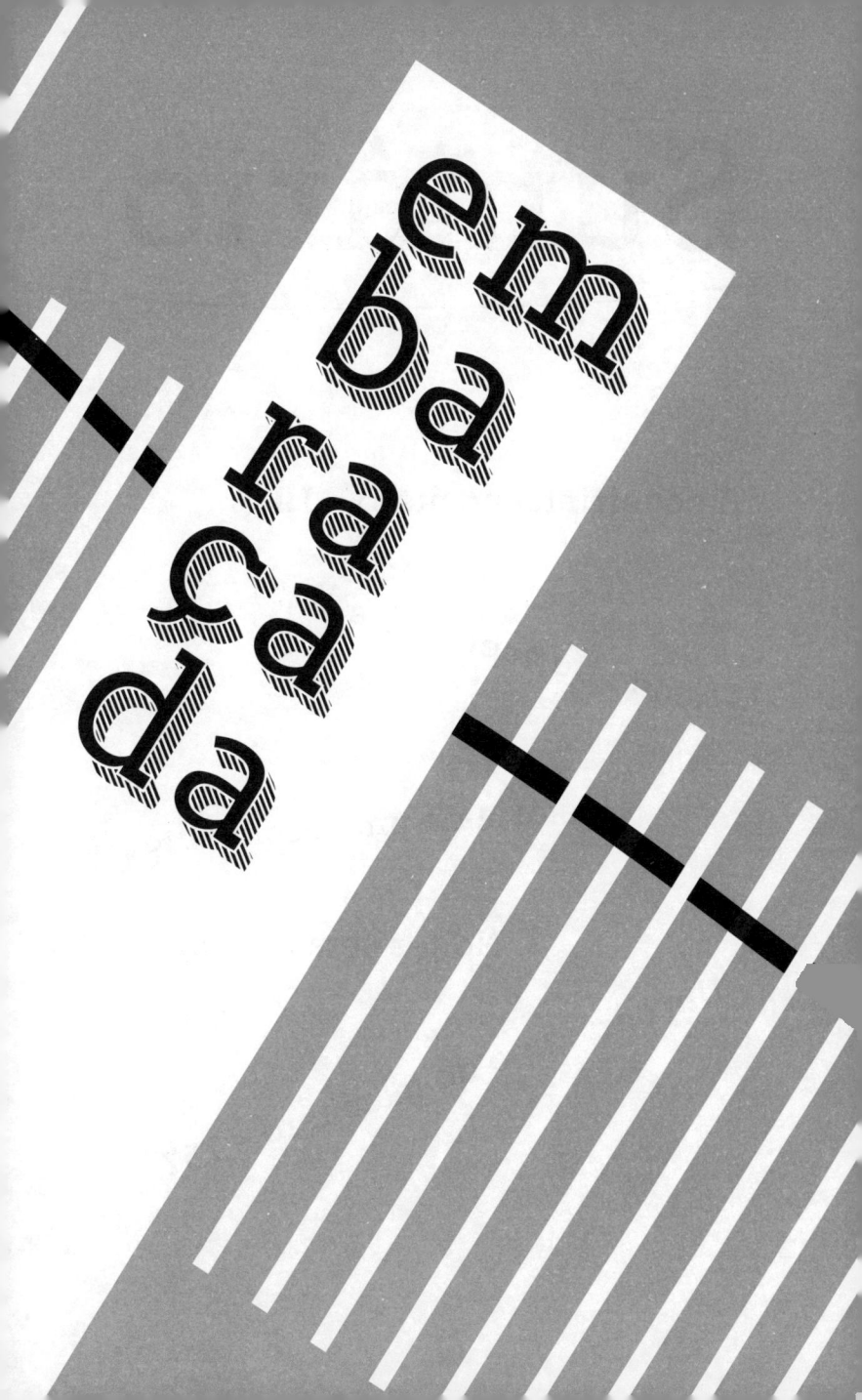

Sumário

A coceirinha no útero – **10**

Em modo de espera (1 a 41,5) – **50**

A história de um nascimento – **87**

Noites sem dormir – **139**

Um certo tipo de mamífero – **157**

O parceiro menos dedicado – **178**

Instinto materno – **198**

Seca – **218**

Cômodos a mais (1 a 26) – **243**

Agradecimentos – **275**

Sobre a autora – **279**

Para D.K.

Quem já não se perguntou: sou um monstro ou isto é ser uma pessoa?

Clarice Lispector, *A hora da estrela*

– Céus – dizem. – Coitadinha!

E não é a mim que se referem.
Rachel Cusk, *A Life's Work*

A

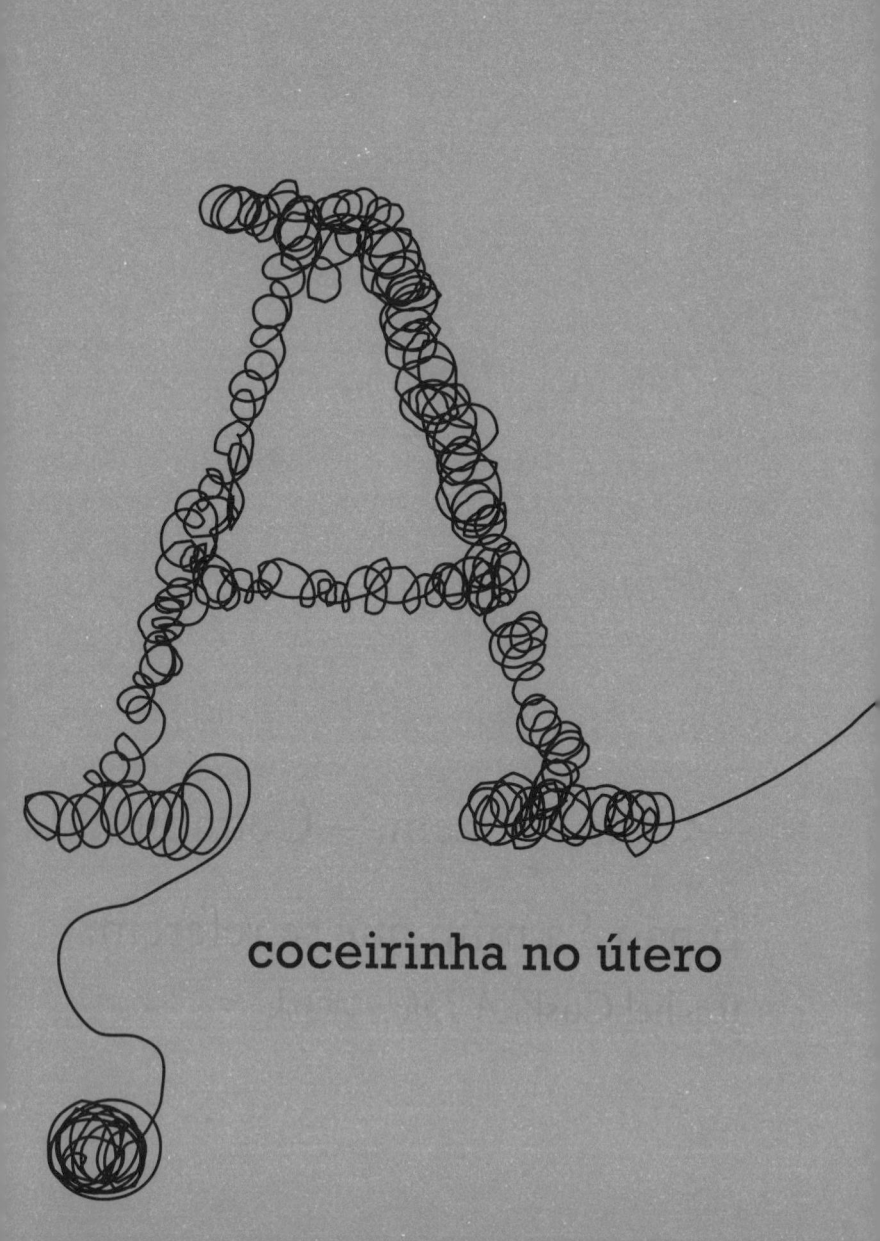

coceirinha no útero

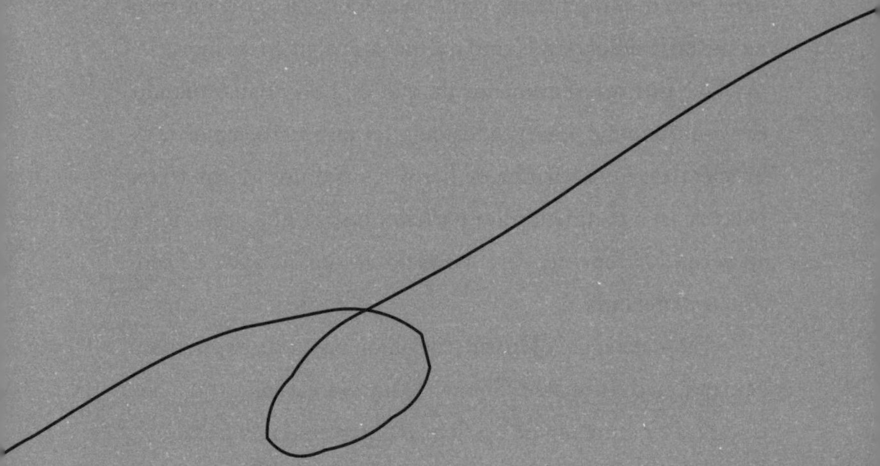

Um bebê era justamente o que queríamos evitar.

Um bebê era uma consequência. Um vacilo – e dos grandes. Ou era. Até que, como algo que se diz como piada e vai se mostrando sincero aos poucos, comecei a me imaginar grávida, em uma linda camisola. Curiosamente, eu nunca pensava no bebê. Só em mim mesma, como mãe. Como isso me mudaria ou me faria despertar. Como me tornaria alguém melhor.

Tive um pressentimento de que estava grávida quando, em um domingo, em meados de setembro, resolvemos ir de bicicleta até uma feirinha de livros. Curtíamos longas voltas pelas ruas – o clima estava perfeito, o sol tinha acabado de aparecer. De repente, parei no meio da rua, incapaz de continuar pedalando.

– Ei! – gritei para Dustin. Ele olhou para trás e gesticulou para que eu continuasse. Como não fiz isso, ele voltou até onde eu estava e parou, um pé no chão, o outro ainda no pedal.

– Estamos quase chegando – ele disse. – Vamos!

Então ele se foi, sem sequer me perguntar se eu estava bem. Eu estava chateada, confusa com o meu corpo e à beira de um ataque direcionado àquele homem que eu amava – e que, naquele momento, tinha me tratado com um enorme descaso. Desci da bicicleta e a carreguei pelo canto da rua. Naquele momento, eu o odiava. Havia aceitado casar com ele na semana anterior, o que acrescentava a cada interação entre nós uma carga extra de significado. Não era só por aquele momento que eu estava ali, carregando a bicicleta e aborrecida com a indiferença dele: projetava como seria fazer aquilo pelo resto da minha vida.

E agora eu tinha essa coisa, uma sensação – podemos chamar de intuição feminina – concentrada nos meus seios, que antes simplesmente doíam, e agora coçavam, como uma reação alérgica a tudo aquilo. Eu tinha certeza, e estava assustada com o quanto tinha certeza.

Ele, então, voltou.

– O que foi?

– Não sei – menti, mas então, já estava chorando. – Tá tudo bem.

Não tinha jeito de falar a verdade sem soar como um lamento. Eu queria ser forte, parar com aquilo, sacudir a poeira, como sempre, dar um tempo e ligar o foda-se. Mas eu sabia. Não tinha provas, nenhum teste, apenas esse corpo que eu habitava por 29 anos e ainda era um mistério. Não houve aviso, nenhum alarme tocou. Minhas células tinham se organizado silenciosamente enquanto eu ignorava ser protagonista da próxima piada.

– Minha menstruação *ainda* não veio – comentei com Dustin naquela manhã, enquanto nos vestíamos.

– Todo mês você diz isso.

Ele tinha razão. Eu era uma dessas mulheres que sempre são pegas de surpresa, todo mês, quando menstruam. Nunca tinha um absorvente quando precisava. Mas eu sabia bem os sintomas de uma gravidez. Todas as mulheres sabem.

– Tá bom, tá bom – eu disse, erguendo as mãos e me rendendo. Não mencionei que, na noite anterior, tinha desviado os olhos do computador durante uma cena passada no Bada Bing, um bar de *Os Sopranos*. Os seios das dançarinas eróticas, cheios de silicone, pareciam a ponto de estourar, como os meus.

Pensei: ou eu estaria certa e poderia esfregar um "Eu não disse?" na cara dele, ou estaria errada e acabaria sendo só outra semana naquele suspense, buscando obsessivamente meus sintomas no Google, extremamente sobressaltada, como se estivesse envolvida em algo errado, e imaginando o que eu faria.

Só mais uma semana pensando naquilo que li, certa vez, na internet: o esperma que sobra de uma ejaculação pode viver dentro da uretra de um homem por algumas horas. E se ele se masturbar pouco antes de transar com você? Não adianta nada ele tirar o pênis antes de gozar, você estará condenada do mesmo jeito. Ou abençoada, dependendo de como enxergue o assunto, mas... quem ia querer um bebê gerado por um resto de esperma, né? Era uma baita imagem mental, ampliada pelo microscópio da minha visão imaginária, os espermatozoides rastejando como vermes na viagem para dentro daquele buraco misterioso.

🌀 🌀 🌀

Quando estava na oitava série, fiquei de castigo após a aula porque minha professora me pegou com um artigo rasgado da revista *Cosmopolitan*. Nele, o autor assegurava a uma ingênua leitora que não, não dava para engravidar de uns amassos numa banheira de água quente.

– Estou preocupada – disse minha professora.

Eu também estava, até ler o artigo. Minha melhor amiga o trouxera para mim. Eu havia passado toda a festa de aniversário dela na piscina, me esfregando contra a notória ereção do meu namorado.

🌀 🌀 🌀

Naquela semana vínhamos pesquisando no Google lugares para o casamento – ou, eu vinha. Falávamos em fazer a cerimônia em Montauk, no início da primavera, em uma duna de areia, ou em um parque estadual, ou em qualquer lugar barato que não nos obrigasse a pedir dinheiro a nossos pais. Quando Dustin se ajoelhou e me perguntou se eu consideraria me casar com ele, estávamos em uma montanha e tínhamos acabado de parar para fazer xixi no mato.

– Você consideraria se casar comigo?

Foi assim que ele perguntou. E eu ri, porque, bem, eu já vinha pensando nisso, quase sem parar, desde quando o conheci.

Antes de oficializarmos, vínhamos há meses falando sobre o assunto uma vez ou outra, durante o jantar. Sobre o tema "casamento", não havia uma posição definitiva, ou se havia, estava sempre mudando. Uma vez, eu o ouvi dizer a alguém, em uma festa com o pessoal do (meu) trabalho, que seria feliz ficando com "alguém" para sempre e tendo filhos, sem nunca se casar. Que não via sentido algum no casamento. Desconfiei que, na verdade, ele só detestasse dançar.

Alguns dias, eu mesma não sabia dizer se queria me casar ou não. Será que só resistia à ideia, na verdade, para não desejar algo que talvez eu nunca pudesse ter? E as hesitações não eram, todas, uma versão de "talvez não dê certo"? Às vezes parecia que eu tinha passado a vida tentando diferenciar medo de prudência. Sempre tentando não querer as coisas.

Eu sabia que era capaz de convencer Dustin a se casar. Ele tinha me dito: "O fato de você querer me faz querer também". Mas eu queria isso o suficiente por nós dois? Eu queria tanto estar casada ao ponto de insistir nisso e arriscar assumir a culpa se as coisas não dessem certo? Então eu faria longas caminhadas pela vizinhança e choraria ao lembrar de nós dois dançando, no dia do nosso casamento, ao som de Sufjan ou algo do gênero.

Em uma noite especial, em um restaurante, ele levantou o copo, assentiu de um jeito sensual e disse, decidido:

– Vamos logo, vamos nos casar! Quando a gente vai casar?

Encolhi os ombros e ri dele.

– Sei não – respondi, como se todo o meu ser não tivesse se iluminado e suspirado de alívio.

– Ah, vai – ele disse, exatamente como eu sempre quis que ele dissesse.

Andamos até em casa de braços dados aquela noite, meio tontos, mas fui deitar me perguntando: *Tinha acontecido? Estávamos noivos? Devo contar aos meus amigos?* (Respostas: não, não e não.)

Chorei quando ele finalmente me pediu em casamento naquela montanha. Não porque nos amávamos e era lindo, mas porque parecia tão vulnerável, tão bobo, ali, no chão, olhando para mim com aqueles olhos de menino, fazendo aquilo só para mim. Era como se eu visse toda sua história, a infância, a adolescência, e amasse tudo que havia nele. Ele pôs um anel no meu dedo – um que eu havia indicado em um link que mandara para ele via Google Talk, uns meses antes.

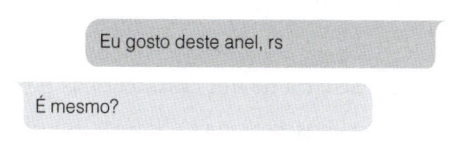

> Eu gosto deste anel, rs
>
> É mesmo?

Tinha uma pedrinha turquesa e um diamante minúsculo e antigo. Eu o girava em meu dedo, secreta e inevitavelmente temendo que nos casarmos fosse um erro. E continuei assim enquanto subíamos o restante da trilha e, depois, durante a descida daquela montanha estúpida, com short jeans e tênis.

Quando chegamos ao carro, lá embaixo, eu já tinha esgotado toda minha cota de surto. Olhei para ele, no assento do motorista. *Ah. É você*, pensei, e senti uma onda de paz me percorrer. Como era bom ter algo que eu temia querer, mas, mesmo assim, queria muito. Quando transamos, naquela noite – a gente tinha que transar, como não? –, disse a ele que tudo bem, não precisava tirar, minha menstruação tinha "acabado de acabar", que não se preocupasse.

E agora que finalmente estávamos noivos, minha intuição feminina e eu cancelávamos, mentalmente, minhas fantasias sobre o casamento.

Em casa, depois da feira literária, tiramos das sacolas todos os livros que compramos. Eu ia encontrar minhas amigas num barzinho na esquina e estava me arrumando, mas parei, enquanto vestia a blusa, para coçar meus seios. Dustin olhou para mim.

– O que sua avó acharia de um casamento às pressas? – perguntou. Nós dois rimos, mas então ficamos em silêncio e, de repente, fomos catar coisas em lados opostos do apartamento. Um grampo de cabelo, um par de meias. Tudo para evitar contato um com o outro.

O restaurante ficava a poucos quarteirões de nosso apartamento, e fui andando. Encontrei Halle e Sara no fundo do bar, falando sobre uma noite que passaram juntas recentemente. Lindsay estava atrasada, mas apareceria perfeitamente produzida e talvez acompanhada por Brian, com quem se casaria em menos de dois meses. Todas éramos amigas desde que tínhamos uns vinte anos.

Halle e eu estudávamos na mesma escola – Notre Dame – e ambas trocamos a universidade católica local por Nova York: ela para estudar Biblioteconomia, e eu, para ser babá em tempo integral. Ela era mais engraçada do que eu, e também mais selvagem, mais rude e mais extrovertida. Eu era o contraponto dela, e sempre a chocava com a minha ingenuidade. ("Ele disse que realmente gostava de mim, mas depois que transamos, nunca mais me ligou!" "Oh, Meaghan.") Nossos objetivos a curto e longo prazo eram basicamente os mesmos:

(1) perder a virgindade;
(2) encontrar o amor;
(3) ganhar dinheiro o bastante para não comprar mais roupas na Forever 21;
(4) virar escritora famosa.

Halle me apresentou a Lindsay, uma universitária alta e bonita de História de Arte, que se mudara para a cidade um ano depois de nós e também não tinha ideia do que queria fazer da vida, além de assistir a *reality shows* com a gente durante todo o fim de semana e reclamar dos homens. E conheci Sara quando fui estagiária dela em um centro de escrita para crianças em Park Slope. Ela era um ano mais velha e frequentara a faculdade em Nova York – ou seja, estava anos-luz à nossa frente em experiência de vida. Ela sabia a quais restaurantes deveríamos ir em cada bairro, e já tinha uma marca favorita de cigarros. Saíamos e fazíamos o que mulheres jovens fazem: recriávamos encontros esquisitos, analisávamos em excesso as mensagens de texto, fazíamos grandes planos de nos exercitarmos e nunca realizávamos. Por conta da educação religiosa, compartilhávamos a culpa, a falta de autoestima e o humor negro. Quase sempre nos sentíamos péssimas, mas tínhamos certeza de que as coisas melhorariam um dia.

Agora que nos aproximávamos dos trinta anos, orientamos umas às outras ao longo de inúmeros relacionamentos decepcionantes, e conseguíamos lentamente trocar trabalhos de merda por algo que, de fato, gostávamos de fazer. Bem, pelo menos não nos sentíamos mal quando, em uma festa, um cara qualquer perguntava o que fazíamos da vida. Em algum ponto entre os 26 e os 27, começamos a nos cuidar um pouco mais, a beber menos, a cozinhar mais, a pintar o cabelo no salão, em vez de usar uma tinta de caixinha em casa. Resumindo, acho que simplesmente tínhamos mais dinheiro.

Lindsay e eu tínhamos menos sorte no campo romântico do que as outras duas, mas agora ambas estávamos basicamente resolvidas e acomodadas, cada uma tentando, do seu jeito, encontrar um equilíbrio entre cultivar nossa antiga amizade e o desejo de curtir um aconchego com nossos homens em apês cada vez mais bonitinhos. Mas minhas conselheiras e ouvintes ainda eram essas três mulheres, as primeiras pessoas em quem pensava para contar qualquer coisa.

Lindsay chegou e, enquanto nos sentávamos em uma mesa no canto, eu estava impaciente, querendo que todo mundo fizesse logo seus pedidos para que eu pudesse fazer meu anúncio.

– Então, meninas – comecei, quando já estávamos todas com bebidas. Elas olharam para mim, em expectativa. – Não sei, assim, certinho, quando minha menstruação deveria vir, mas acho que está atrasada. Acho que estou grávida. – Eu tinha uma lanterna imaginária sob o queixo. – E meus seios estão doendo!

Eu esperava um coro de engasgos, mas elas não se perturbaram. Para ser justa, foi assim que passamos a maior parte da década: enfiadas no canto de um bar, convencidas de que estávamos grávidas, mesmo quando não era possível.

Era nosso próprio desastre, nosso terremoto emocional de plantão. "Tipo, é, ele usou camisinha, mas nunca se sabe." Havia algum tipo de excitação por ali, sob a *performance* de pânico? "Eu teria que arrumar um outro trabalho. Ou voltar a morar com a minha mãe. Ou me mudar com ele para o Queens, dependendo de como ele reagisse, claro." Era um jeito de avaliar a vida, de ver o que estava disposta a perder se tudo mudasse. E há um certo encanto nisso de tudo mudar, não há?

– Eu poderia arrumar um emprego, né? – eu disse. – Ter um plano de saúde.

Meses antes, eu tinha me sentado na mesma mesa, no mesmo bar, e anunciado que largaria meu emprego técnico e estável, em que faturava 75 mil dólares por ano, fazendo copidesque com um bando de gente (também) jovem.

– Bom, você fez um teste? – Halle perguntava agora. Era uma boa pergunta.

– Não. Mas vou fazer.

Eu sabia que ela entendia por que eu ainda não tinha feito. Havia certo encanto em não saber, em viver no suspense, pensando nos piores cenários possíveis, vendo a reação de nossos amigos, a nossa própria reação. Tratávamos a possibilidade de gravidez como uma espécie de teste: éramos maduras o bastante para ter um bebê? Em nove, de cada dez vezes, nossa preocupação era injustificável. Mas nas raras manhãs seguintes em que havia motivo para preocupação, íamos até a farmácia e comprávamos uma pílula do dia seguinte. ("E se não funcionar?", perguntei a Sara em uma dessas manhãs de pílula do dia seguinte. Um tempo depois, ela me contou que, quando falei isso, meus olhos brilharam – como se eu torcesse para que não desse certo.)

– Você não está grávida, tenho certeza – disse Lindsay. – Deve ser só estresse.

– É – respondi, de repente me sentindo meio estúpida por ter falado aquilo. Então mudei de assunto e perguntei a Lindsay: – E você? Está surtando?

Lindsay estava prestes a ter o tipo de casamento que vemos em revistas, com um enorme vestido rosa-chá e convites feitos pelo futuro marido, que era brincalhão e gentil, e que eu, Halle e Sara amávamos quase tanto quanto amávamos Lindsay. Ao longo dos anos, sentei tantas vezes nos degraus da portaria do edifício de Lindsay, tentando convencê-la de que ela não morreria sozinha. É claro, o casamento dela era real e minha gravidez, apenas hipotética, mas na minha cabeça eu ainda tentava provar que ela estava errada.

De volta a quando eu e Dustin nos conhecemos, em algum café da manhã pós-coito (que, no início, eram todos), eu disse a ele que queria ter um bebê quando chegasse aos trinta. Na época, eu tinha 26; os trinta ainda pareciam distantes o bastante para que eu dissesse algo assim. Ele exagerou no gole, de propósito.

— Bem, tá bom — disse, rindo, botando pão na torradeira. Ele tinha 28 e trabalhava em uma livraria em Lower Manhattan, que foi onde nos conhecemos. Eu estava consciente da existência dele já fazia um tempo: era o cara gatinho que postava coisas divertidas no Twitter da livraria, o cara que detestava Jonathan Franzen, usava suspensórios e calça jeans e ia de bicicleta para todos os cantos. Eu não sabia bem se achava fofo ou constrangedor. Ambos, talvez.

Na tarde em que finalmente trocamos algumas palavras, minha voz falhou enquanto conversávamos e me senti meio fraca. Acabei me apoiando na mesa de lançamentos em ficção. Passamos semanas trocando e-mails, tarde da noite, até que ele terminou com a namorada. Antes de conhecê-lo, eu vinha, por alguns anos, fazendo sexo com estranhos e me apaixonando por caras que não sentiam o mesmo por mim, dramas particulares que minhas amigas me ajudavam a superar, ou dos quais tentavam, ao menos, me distrair. Mas esses relacionamentos malsucedidos me tornaram uma pessoa desiludida e exausta. Indiferente. Contei a Dustin sobre minha mais recente desilusão amorosa na primeira noite que passamos juntos e fiquei chocada quando vi que o tinha feito chorar. Dustin: primeiro namorado de verdade. Caí de amores por ele, cheia de descrença em como tudo que estava acontecendo era fácil, óbvio e assustador. Não sabia o que fazer, além de andar de um lado para o outro no meu apartamento minúsculo – o primeiro e último em que morei sozinha –, sentido que ia explodir de tanto... sentir.

– Te amo – sussurrei para ele, em uma noite em que eu estava doente e pensei que ele estivesse dormindo.

Ele engasgou, abriu os olhos e disse:

– Eu ouvi isso.

No dia seguinte, ele falou que se casaria comigo, se eu quisesse. Que nunca achara que casamento e filhos combinavam com ele, mas faria o que eu quisesse. Os trinta ainda estavam tão longe. Era só uma ideia. Eu estava sendo uma idiota, e é claro que achei aquilo ótimo. Sacudimos a cabeça e passamos manteiga nas torradas.

Naquele mesmo ano, depois que pedi demissão, mas antes que Dustin e eu ficássemos noivos, eu tinha pedido a Halle:

– Promete que não vai me deixar ter um bebê antes de escrever meu livro.

Ela concordou, fazendo que sim com a cabeça enquanto atravessávamos a rua, a caminho de uma cafeteria.

– Se você começar a falar em filhos, eu te dou um tapa na cara. Prometo.

– Tá bom. Porque estou começando a ver o encanto da coisa.

– Exatamente.

Já fazia três anos que eu estava com o Dustin, e o assunto "bebês" parecia mais perigoso do que nunca. Quando caminhávamos pela cidade e passávamos por vitrines com roupinhas de bebê, eu respirava fundo e desviava o olhar. Contava a ele, no que esperava que fosse um tom neutro de voz, sobre primas e antigas colegas de apê que tinham engravidado. Só compartilhando fatos. Entregava meu telefone a ele, no escuro de nosso quarto, com um ousado "Olha só esse bebê!". Como se talvez, se um deles fosse fofo o bastante, ele fosse se sentar na cama, me olhar nos olhos e dizer: "Certo, vamos lá, vamos ter um filho agora mesmo".

Evitar o assunto com ele significava me esconder no outro canto do nosso apartamento à beira da linha do trem e ler histórias horríveis na internet sobre o parto de gente que eu não conhecia. Eu mandava as mais assustadoras para Halle. O assunto do e-mail: **"tenebroso!"**

– Ai meu Deeeeeeeeeeus – ela respondia, e então me mandava um link para o blog de alguém com oito filhos, ou com uma doença debilitante.

A maternidade era a coisa mais distante da vida que vivíamos, mas, ainda assim, estava lá fora, esperando pela gente, a grande "eventualidade", o grande "inevitável". É claro que tínhamos coisas mais importantes para fazer antes. Tínhamos nossas *carreiras*.

Era uma atitude defensiva, essa coisa de "estar ocupada demais"? Todas aquelas fotos de como nossa vida era plena, rica e feliz, como se dissessem "Viram só? Estamos muito bem sem filhos". Rápido, alguém dê um jantar ou planeje uma viagem de fim de semana antes que comecemos a olhar atravessado para nossos namorados, pensando se eles também se sentem assim.

Eu diria que era por uma mórbida curiosidade que passava horas e horas lendo as páginas pessoais de mulheres, normalmente religiosas, muitas vezes mórmons, que tinham pencas de filhos, todos vestidos com J. Crew e comendo panquecas. A vida delas, ou pelo menos o que nos mostravam, eram espantosamente simples. Pareciam não fazer nada além de cozinhar, limpar e fazer passeios fotogênicos com a numerosa prole, todos usando roupas comuns. A vida íntima, ou o que escolhiam compartilhar, poderia ser dividida em alguns poucos temas, que sempre incluiriam gratidão pelas bênçãos de Deus e o desejo de poderem desacelerar e estar mais presentes, para desfrutarem mais o tempo precioso com a família preciosa. Ah, e a vontade de ter mais filhos.

Depois de uns dois anos lendo obsessivamente o blog dessas mulheres (sarcasticamente, eu dizia a mim mesma), comecei a entender o apelo do estilo de vida delas. Não tinha essa besteira de "decidir como você se sente em relação ao casamento". Nada de avaliar opções nem de tentar convencer um namorado que não sabia bem se queria ou não se casar. Nada de adiar os filhos até o último segundo nem de fingir que você não se importa. Nada de bancar a indiferente por tanto tempo que você nem se lembra mais de como é mesmo ter vontade, ou nutrir esperanças. Essas mulheres, as pavorosas mães blogueiras, pelo menos sabiam o que queriam. Tinham um caminho claro a seguir, enquanto eu e minhas amigas assistíamos a vídeos dos bebês delas em nossos telefones e os mostrávamos a nossos namorados, que rolavam os olhos, mas achavam graça. Aquilo me dava no que pensar durante uma semana inteira, interpretar a reação dele ao vídeo do bebê.

Em vez de perguntar diretamente – muito arriscado –, notávamos sinais em momentos como aqueles. Reproduzíamos inúmeras vezes, em nossa mente, dissecávamos enquanto bebíamos. Se isso era falta de maturidade, era algo cultural: as mulheres jovens e ambiciosas acabam se prejudicando sendo espertas demais. Éramos moradoras da cidade e saíamos em encontros (se é que podiam ser chamados assim) com homens que sempre tinham outras – e melhores – opções. Sabíamos como jogar, como bancar as indiferentes que não precisavam de nada. Quase convencíamos a nós mesmas. A maioria de nós jurava que não queria ter filhos, e as que queriam, fingiam que não era grande coisa. A única resposta aceitável, além de "Deus me livre", sobre querer ter filhos era "Ah, talvez, um dia". Querer ter um filho era algo que taxava uma mulher de desesperada, algo como querer um relacionamento sério, multiplicado por mil, e que só piorava com a idade. A possibilidade de acabar sozinha estava sempre ali, no pano de fundo.

Minhas amigas e eu nos revezávamos no convencimento de que poderia acontecer, com graus variáveis de aceitação. Ficar sozinha em Nova York não parecia tão ruim – exaustivo, talvez, mas estimulante. Sempre haveria alguma coisa pra ver ou pra fazer. Mas admitir que você queria um bebê – e que queria as panquecas, as roupas de mãe e a prole fofucha ao redor da mesa – e não conseguir porque você falhou? Isso já era demais, insuportavelmente cruel. Era melhor focar em coisas mais possíveis e controláveis: cargos melhores, apartamentos mais confortáveis. Viagens invejáveis. Melhor dar de ombros e dizer: "Quem sabe um dia". (Exceto a Sara. Ela diz que realmente não quer ter filhos e nós acreditamos nela. Invejo essa certeza. Ela sabe.)

O problema era que a cada ano que seguíamos sozinhas, progredíamos no trabalho, que nos habituávamos com a nossa liberdade e que aprendíamos mais sobre a felicidade, chegávamos mais perto de *precisar* ter um bebê (*O tempo está acabando!*) e subverter completamente a vida e a versão de nós mesmas que vínhamos construindo.

Apenas em momentos mais deprimentes e confessionais, ou em fases mais conspiracionais, admitíamos que tínhamos um prazo. Se alguma de nossas amigas de infância anunciava a gravidez no Facebook, ou se umas de nossas mães lembrava que aos 29 ela já tinha três filhos, ou se uma de nós estava ovulando e esbarrava em um ex que tinha acabado de se casar... aí a gente se preocupava. Aí começávamos a olhar estatísticas de fertilidade e quanto custava congelar os óvulos. Em outros dias, dias em que víamos uma mulher tentando subir a escada do metrô com um carrinho de bebê, ou ouvíamos que uma mulher a quem invejávamos acabara de se mudar pra Paris, ou publicara um livro, ou comprara uma casa, ou tinha se divorciado, bem, aí ainda éramos jovens, tínhamos muito o que viver. Por que arruinar as coisas justo agora, justo quando começavam a dar certo?

Dizíamos umas às outras que tínhamos até os 38, mas pensávamos, intimamente, nos 35. E se você quisesse ter mais de um filho – quem se atreveria a ser tão gananciosa – bem, era melhor começar aos 33. Só não podia dizer isso em voz alta. A matemática da vida, anos contados nos dedos por todos os bares e restaurantes da América, ditava que o casal precisava de um ano ou dois de casamento antes de ter filhos, para que pudesse "curtir a vida como um casal" – embora isso fosse algo totalmente inventado, parecia uma obrigação. A gravidez durava nove meses. Nosso conhecimento sobre o tema "gravidez" era o bastante para nos preocuparmos. Um ano para planejar um casamento (embora, se necessário, pudesse ser feito em seis meses)... e pronto, chegamos à nossa idade atual, 38. *Merda.*

Antes de deixarmos o bar, Lindsay nos mostrou os programas do casamento que tinham sido feitos por Brian. Nós fizemos os "oh" e "ah" de praxe.

– Espero poder brindar – eu disse, séria, e ela me olhou. Brinquei: – Juro que não estou tentando roubar o seu grande momento.

– A não ser que você resolva parir *durante* a festa do meu casamento, você não vai roubar meu grande momento, não se preocupe.

Halle e Sara disfarçaram e beberam, e eu ri.

Quando nos despedimos, Halle me chamou:

– Faz logo esse teste, garota!

– Vou fazer, juro!

● ● ●

Na manhã seguinte, acordei de ressaca, apesar de ter bebido uma única cerveja. Quando fui ao banheiro, achei sangue na minha calcinha. *Então a Lindsay tinha razão,* pensei. *Era só estresse mesmo.* Pus um absorvente interno e fui correr no parque.

Mais tarde, naquela noite, procurei o cordão do absorvente interno, puxei e, quando fui enrolá-lo no papel higiênico, percebi que estava completamente limpo, sem pingo de algum sangue. Confusa, pus outro e fui dormir. De manhã, ainda não havia nada. Isso nunca tinha me acontecido. Minha menstruação nunca havia começado a dizer alguma coisa e, então, desistido. Onde estava o resto dela? Esperei e esperei. Isso era novidade. Não tinha precedente. Parecia coisa de virgem.

Na quarta-feira minha menstruação ainda não tinha voltado e eu não conseguia fazer mais nada. Estava irritada comigo mesma. Não podia mais viver na incerteza. Então me levantei da minha mesa e fui para a porta.

Andei quarteirão abaixo durante o crepúsculo, bem na hora em que pessoas com empregos diurnos, que saíam em um horário decente, emergiam das estações de metrô. Dustin, que trabalhava com marketing literário, chegaria em casa por volta das sete e ficaria até tarde trabalhando depois que jantássemos. Nossa vida não era como eu pensava que seria quando tivéssemos um bebê, com certeza. Não tínhamos nossa casa própria nem um carro. Eu não tinha sequer plano de saúde. Vivíamos em um apartamento à beira da linha do trem, em que só havia uma porta longa, estreita e retangular. O banheiro não tinha pia, o telhado estava ruindo e o linóleo da cozinha estava descascando em mais do que um lugar. Não havia nenhum cômodo extra em que pudéssemos acomodar um bebê. Na verdade, não havia cômodos.

E eu não era uma *escritora-escritora*. Estava editando um blog de finanças pessoais, por meio período e mil dólares por mês, e vivendo de uma graninha extra que recebi quando a empresa em que trabalhava, quando tinha vinte e quatro anos, foi comprada pelo Yahoo.

Atravessei a rua e fui até a farmácia. Era meio idiota dizer: "Vamos ter um bebê!". Imagine o otimismo. Eu queria um bebê do mesmo jeito que se quer coisas que não se pode ter, sonhos pelos quais você sabe que não vai correr atrás, ou, pelo menos, ainda não. Tipo: *Um dia, quando abrirmos um restaurante.* Ou: *Um dia, quando vivermos em um trailer.* Ou: *Um dia, quando fabricarmos caramelos artesanais em uma fazenda de caprinos.* Dustin e eu tínhamos vários deles. Eu sentia vergonha de querer um bebê, de ser esse tipo de mulher. E, pior ainda, de querer trazer uma criança para nossa vida mal-estabelecida.

Passei pela porta automática da farmácia, atravessei os corredores iluminados por lâmpadas fluorescentes e peguei o teste mais caro que encontrei – 23.99 dólares. Era digital, anunciado como "à prova de erros". Não me identifico intelectualmente com a ideia de que o valor elevado é um indicador confiável de qualidade, mas imagino que, quando se trata disso, meu instinto se deixe levar pelas ilusões do capitalismo.

GRÁVIDA NÃO ESTÁ GRÁVIDA

Não era só a construção das palavras que me fazia querer dizer sim. *Grávida* significava novo e diferente; *grávida* queria dizer que tínhamos feito merda, mas, talvez, aquilo acabasse sendo bom. *Grávida* significava jogar as mãos pro alto e entregar nossa vida ao destino, fazer algo insano. Parecia romântico, imprudente, selvagem, como fazer as malas e embarcar em uma longa viagem, sem destino definido. Por vinte anos. Não, para sempre.

Quando Dustin chegou em casa, apontei a caixinha rosa em nossa cama (*Saiba cinco dias antes!*) e me afastei, envergonhada, sentindo uma espécie de síndrome da impostora do teste de gravidez. Tipo: *Quem sou eu para fazer isso?* Parecia uma peça do cenário da vida de outra pessoa.

– Oooh, hoo-hoo – ele disse e me deu um beijo de olá.

Tentei não sorrir. Tentei demonstrar algum receio.

– Vou fazer amanhã de manhã – declarei. – Teoricamente é o período em que o teste tem maior precisão.

– Sério?

– É. Você sabe. Quando seu xixi é mais... potente.

Dustin me olhou de um jeito engraçado e encolheu os ombros. Eu queria prolongar a ambiguidade por razões que não conseguia articular, como quando você quer uma sobremesa, mas não a pede no restaurante – o reflexo da autonegação. Eu estava com as emoções à flor da pele, morrendo de curiosidade, mas também queria passar mais uma noite não-sendo-uma-mãe.

Quando Dustin acordou, na manhã seguinte, eu disse a ele que checasse o teste em que eu tinha feito xixi. Eu tinha deixado no banheiro, sem olhar o resultado. E estava escondida embaixo das cobertas.

– Diz "GRÁVIDA" – gritou ele, do banheiro.

– Não!

– Aham – ele disse, rindo. Lá estava ele com a cueca American Apparel, sem blusa, encostado no batente e segurando o teste com uma estranha casualidade, como se fosse um cigarro ou a escova de dentes dele, não um anúncio de coisas por vir.

– Não! – gritei. – Não!

– Bem, é o que está escrito.

Ele veio até mim, puxou as cobertas e me beijou com vontade. Antes que deixássemos a notícia se assentar, ele tirou minha calcinha, a cueca dele e fizemos sexo acelerado e louco.

Ele não parou para procurar por uma camisinha, nem tirou e gozou na minha barriga. Eu estava grávida. Nós gozamos na mesma hora e, então, ficamos ambos exaustos, olhando para o teto.

O café da manhã foi silencioso. Eu vestia a camisa dele e sentia uma nova vulnerabilidade no corpo. *Tipo, e se uma aranha subisse pela minha perna, entrasse pelo canal endocervical e picasse o bebê?*

— Você está surtando? — perguntei.

— Não — ele respondeu, e gesticulou para que eu fosse me sentar no colo dele. Lágrimas silenciosas desceram pelo meu rosto.

— Não surte! — eu disse, quando ele foi para o trabalho. Ele me deu um tchau sem olhar para trás, caminhando pelo corredor com a bicicleta no ombro. Eu voltei pra cama, peguei meu laptop e imediatamente mandei mensagem para Halle.

> OOOOOOOOOOOOOOiiiiiiii.

> Você fez um teste?

> Aham.

> ????????

> AHAM.

A gente se encontrou na esquina do meu quarteirão dez minutos depois. Halle levantou os abraços e eu caminhei até ela.

—Parabéns, garota! Você vai ser uma ótima mãe.

Eu saí do abraço.

– Hum, não, não sei. Não sei o que vamos fazer.

Contei a história para ela enquanto íamos até o Enid's, um restaurante no centro do nosso bairro em que nos encontrávamos para conversar desde quando nos mudamos para a cidade. Relatei todos os detalhes: a reação de Dustin, como me senti, e, então, nos sentamos em uma mesa.

– Certo – ela disse. – Obviamente você vai ter esse bebê, mas, como quero te agradar, estou disposta a discutir isso.

Uma hora depois, quando já tínhamos falado sobre dinheiro, plano de saúde, minhas inscrições para a pós-graduação e sobre mudar a data do meu casamento, estávamos de volta à calçada, em busca de vitaminas para gestantes. Comprá-las sem o Dustin lá comigo me pareceu uma pequena traição.

– Mas se realmente tivermos o bebê, o ideal é que ele tenha uma coluna, né?

Halle e eu dávamos risadinhas nos corredores da Duane Reade. Parte de mim amava este sentimento de ser levada pela vida, de estar totalmente na merda. Eu estava triste, pronta para desabar. Era divertido, não era, encarar algo assim tão grande? Seguir em frente em algo que era tão claramente uma péssima ideia?

– Acho que eu deveria cancelar minha inscrição no Vigilantes do Peso – eu disse para Halle quando voltamos para a rua, meu contrabando em uma sacola plástica que eu prendera em meu pulso. Eu a balançava para a frente e para trás e a deixava bater na minha cintura, como uma criança pequena.

– Claro, né?

– Custa 18 dólares por mês! Que se foda o patriarcado!

Nós rimos sombriamente. Eu finalmente tinha conseguido realizar um desejo que tive durante a vida toda de perder cinco quilos. Só precisei ficar grávida. Infelizmente, também significava dar à luz e criar uma criança, trocando um conjunto de expectativas sociais impossíveis por outro.

– Eu devia ir trabalhar – eu disse a Halle, ainda rindo em descrença. – Preciso terminar uns textos hoje.

Como se eu não fosse me sentar diante do computador e fazer pesquisas no Google pelas próximas cinco horas...

Quanto custa, por ano, um bebê

"Me arrependi de ter um filho"

Aborto Nova York

Melhor época para ter um bebê

Bebê 29 anos

Carreira de escritora, bebê

Custo de parto sem plano de saúde cidade de Nova York

Mãe escritora cidade de Nova York

Pesquisa

– Certo - disse Halle, me abraçando de novo. – Te amo. Estou tão animada!

– Também te amo – eu disse, fraca e cansada. – Obrigada por ter vindo me encontrar.

– É claro, garota! – ela disse, com toda a doçura do meio-oeste. – Só mais uma coisinha.

– Diga.

– Não importa o que você faça, eu vou te apoiar. Mas se você tiver o bebê, tem que me deixar organizar um chá de revelação!

– Nós *não* vamos ter um chá de revelação! – eu gritei com ela.

Eu me sentei no escritório do mesmo jeito como vinha fazendo há semanas. Não escrevi uma palavra sequer.

Naquela noite, encontrei Dustin em um porão de igreja depois que ele saiu do trabalho. Não para rezar, mas para pegar nossa cota de verduras e legumes provenientes do programa rural da comunidade. Ficamos diante de caixotes de tomates e abobrinhas, solenes. Nós brincamos de casinha uns anos e o universo pagou pra ver o nosso blefe. Pensei em nós carregando um recém-nascido pelos degraus, tentei imaginar como seria carregar todos aqueles legumes e um bebê também. Não, ano que vem nós não viríamos. Ou não teríamos o bebê. Um ou outro.

– Falei com a Amy hoje – eu disse. – Ela disse que fez um aborto no Upper East Side.

– Ah, é? E você teve essa conversa assim, do nada? – Ele estava sorrindo. Ele parecia aliviado.

Revirei os olhos, joguei tomates numa sacola.

– De qualquer forma, ela disse que deram algo para ela dormir e, quando acordou, estava sentada numa grande poltrona. Então ela comeu biscoitos. E aí foi embora.

– Biscoitos, é? E eram bons, os biscoitos?

Olhei para ele.

– O que você quer dizer?

– O quê?

O que eu estava sentindo, então, era subconsciente, mas inegável. Caminhei apressada por entre peras e flores e subi as escadas do porão da igreja, voltando para o ar de setembro. Estava cheia de raiva, ainda que eu tivesse puxado o assunto. Já era a mulher grávida e histérica. Eu tentava parecer razoável, ser (ou parecer ser) aberta às preferências dele, como se ter um bebê fosse como escolher de onde pedir comida.

O que você quiser!

Quando Dustin se juntou a mim, ele tinha uma sacola em cada braço, maços de couve embaixo das axilas. Caminhamos tranquilamente, o clima estava perfeito. O sol começava a se pôr, fazendo coisas bonitas e atmosféricas. Isso me fez querer colocar música triste em meus fones de ouvido e caminhar por aí me sentindo a protagonista da minha própria vida.

– Bem, pra mim e, claro, minha opinião conta um pouco, eu simplesmente não sei por que faríamos isso quando ainda não estamos prontos.

Algo afundou em mim. A reação dele foi lógica, mas, de alguma forma, eu não tinha previsto aquilo – parecia impossível que nos amássemos tanto e, ainda assim, nos sentíssemos tão diferentes, *quiséssemos* coisas tão diferentes. Percebi que ele estava bem, no trabalho o dia todo, porque achara que não iríamos em frente com aquilo. Foi por isso que tinha insistido que não estava surtando? Eu tinha conseguido falar com todos os meus amigos naquele dia, na biblioteca, todos exceto ele. "Você tem tanto tempo", Amy havia dito. Então, novamente, ela me contou que ainda calculava quantos anos seu filho teria. Ela não se arrependia, não, mas como você não pensaria nisso, de tempo em tempo? Como você poderia não fazer as contas? *Perda* foi a palavra que ficou na minha cabeça.

Eu disse a mim mesma que estava disposta a fazer um aborto por ele. Claro que estava. Certo? Isso é o que uma pessoa razoável diria, "Não quero ter um bebê com você se você não quiser ter um bebê comigo". Não era o que as pessoas diziam na TV? Eu não me sentia dessa maneira. Eu queria ter um bebê com ele, e queria que ele quisesse o mesmo. Se ele não quisesse, eu queria que ele me convencesse a não querer também. Eu queria ser influenciada. Eu não queria ter que argumentar em nome do meu desejo.

— Nós sabemos que queremos um filho um dia. Em um ou dois anos podemos ter um filho — disse Dustin.

— Mas isso não é meio estúpido? Tipo: *Bebê, nós queremos você, mas não agora. Sinto muito, o momento é inconveniente.* Quero dizer, isso não é mais importante do que a conveniência?

— Ora, vamos lá. Podemos ter esse bebê novamente em uns dois anos.

— Este bebê? — Minha voz falhou. Ele era um estranho para mim agora, meu inimigo mortal, aquele homem com produtos orgânicos pendurados no ombro. Como pude ter amado esse cara um dia?

— Sim. Este bebê. Nosso bebê. Em dois anos. Depois que viajarmos. Quando tivermos mais dinheiro. Depois que nos casarmos. Podemos fazer isso de novo! Será o mesmo bebê.

Eu ri alto.

— Dustin, isso é literalmente o que não será, este bebê em particular. — Isso era estranhamente incomum da parte dele. Normalmente era ele que corrigia o *meu* pensamento mágico.

— Só estou pensando no dinheiro — ele disse.

Eu sabia que a vida não era o que ele pretendia que fosse quando tivesse um filho (nem a minha era, mas isso não faz parte do fascínio?). Ele me disse, mais tarde, que ele tinha passado o almoço chorando porque talvez nunca chegasse a escalar o Monte Everest ou algo assim.

– Nós podemos ter o bebê novamente em alguns anos. Quando estivermos prontos – ele repetiu.

– Pare de dizer isso! – gritei. Senti que ele estava sendo deliberadamente estúpido quando precisava ser exatamente o oposto. Naquele momento, a vida exigia um grau de seriedade que nunca tínhamos adotado antes. Pelo resto do caminho até em casa, caminhamos em silêncio. Eu me mantive logo atrás dele, não querendo me separar na rua.

Tínhamos pendurado, naquela mesma semana, um mapa que ele havia desenhado, do mundo inteiro, esboçado no carvão. Estávamos marcando com alfinetes todos os lugares que queríamos ir. O plano, nosso plano, era nos casar no início da primavera, comprar duas passagens de avião e viajar pelo mundo por quatro meses, usando meu dinheiro do Yahoo. Depois eu começaria a faculdade. Eu receberia meu diploma, viveríamos com o meu salário e pouca folga, e, um dia, eu escreveria livros e ajudaria Dustin a administrar a livraria da nossa família. O que é o mesmo que dizer que, nos próximos três anos, nos casaríamos, viajaríamos e, então, eu escreveria.

De qualquer forma, a verdade era que tinha construído todos esses planos agressivamente adoráveis e cheios de sonhos como uma distração do que eu realmente queria, do que parecia ainda não ser a hora.

Quando finalmente chegamos em casa, destranquei a porta, fui até a cozinha, larguei meu saco cheio de produtos e solucei, parada, de pé, no meio do aposento com linóleo descascado. Dustin estava tentando levar embora o meu bebê, aquele sobre o qual tentei ser tão despojada. Aquele que eu tinha medo de dizer que queria. Aquele que eu decididamente não teria "novamente" em dois anos. Ele veio atrás de mim e tentou me abraçar, acho.

Consegui fugir a minúscula distância até o que chamávamos de nosso quarto no apartamento e me joguei na cama.

– Não quero abortar – eu disse. Na minha cabeça, a declaração soara como que se implorasse, mas ela saiu como um rosnado.

Havia uma ferocidade crescente dentro de mim, enquanto meu corpo, naquele exato momento, transformava um amontoado de células em um amontoado um pouco maior de células. *Você fez isso!* Eu rugi para Dustin em um canto do meu ser. *Está acontecendo.* Mas então virei para encará-lo e tentei me acalmar. Tentei ver as coisas como um todo. Era como se estivéssemos em uma reunião do conselho sobre nossa vida, e se eu pudesse gesticular corretamente com as mãos, poderia me comunicar com algum tipo de autoridade.

– Quero dizer, é claro que você não *quer* fazer isso, ninguém quer fazer. Não é justo. É uma droga – disse ele.

– Fácil falar.

Outra onda de fúria se abateu sobre mim. Não havia nenhum lugar para onde ir no nosso minúsculo apartamento de merda. Dustin me seguiu, argumentando comigo, ou tentando argumentar.

– Nós temos dinheiro suficiente – eu disse. – O dinheiro das ações. Nós temos dinheiro suficiente para nos virarmos uns dois anos, não importa o que aconteça. Posso conseguir um emprego. Ficaria tudo bem. Então não diga que é pelo dinheiro. O dinheiro não é o motivo.

– Eu acho que, pra mim, um aborto é como fazer um canal no dente ou algo assim, mas sei que é seu corpo, e existe a coisa católica...

Ele parou. Fui chorar no banheiro. Era verdade, eu tinha frequentado a escola católica até os 13 anos. Eles nos deram pequenos bebês de plástico quando estávamos na terceira série. "Este é o tamanho de uma criança abortada com onze semanas", disseram, ou alguma merda assim. Eles disseram que os bebês podiam sentir dor. Não eram fofos? Todos andamos pela escola, em nossos uniformes xadrezes, com nossas crianças de plástico enfiadas nos bolsos do peito. Naquela época, 1993 ou algo assim, esses pequenos fetos eram muito parecidos com os pequenos animais de plástico como os que estávamos todos obcecados, os Littlest Pet Shop. Meus amigos e eu víamos animais e bebês como se fossem pequenos tesouros.

Minha mãe ficou furiosa quando eu trouxe minha boneca para casa. "*O que você é, pró-aborto?*", gritei, e em seguida, bati com toda a força a porta da nossa minivan branca. Eu tinha oito anos, talvez nove. Uma mulher veio à nossa classe para falar sobre como seus fetos abortados apareceram para ela sob a forma de anjos. Uma vida de arrependimento. Um pecado mortal.

Não, não era a coisa católica. Foda-se a coisa católica. Isso não tinha nada a ver com a situação, e eu não só não me identificava ou concordava mais com aquilo, como considerava genuinamente prejudicial. Ou o Dustin estava certo? Talvez a coisa católica tenha mesmo me feito parar, tenha produzido essa sensação de destino, maravilha, perplexidade. Talvez tenha sido o que me impediu de assumir mais controle sobre a minha vida. Talvez tenha sido o que me fez uma romântica, me fez chamar de bebê um amontoado celular. Talvez tenha sido o que me fez andar pelo mundo me sentindo como uma pessoa ruim que não sabia o que queria. Ou não sabia até agora.

Agora eu queria demais: queria continuar sentindo como se o inevitável, o destino, estivesse agindo. Mas também queria sentir que, de certa forma, era uma escolha. Queria me sentir presa e livre. Eu estava desesperada por um modo correto de agir, alguma verdade objetiva. Queria saber o que era a coisa certa. Parecia importantíssimo saber qual era a decisão certa – eu aceitaria qualquer coisa que me tirasse o peso dessa decisão. Era uma postura imatura? Eu não podia ter tantas questões e ainda assim ter um bebê. Teria que ficar vulnerável, reconhecer meu desejo e pronunciá-lo em voz alta.

Meus sentimentos mais verdadeiros sobre o bebê começaram e terminaram com "Eu quero tê-lo." Ele estava dentro de mim e eu o queria, e eu sabia que poderia cuidar dele, mas por algum motivo isso não era o bastante. Tentei calar essa parte de mim. Aquela era a mulher histérica em mim. Era a febre do bebê, a famosa "coceira no útero". Isso era puramente hormonal. Ridículo. Isso era a merda que você deveria superar se fosse uma mulher inteligente. Se fosse uma mulher na cidade de Nova York. Se fosse uma mulher com ambições tão profundas quanto seus sentimentos, você deveria confiar nas ambições, não nos sentimentos. Você deveria traçá-las, conversar sobre elas com suas outras amigas inteligentes, seguir pessoas influentes no Twitter, fazer movimentos arriscados – progredir, progredir, progredir.

Um bebê nunca é uma ideia, na prática, particularmente boa, na prática. Um bebê era uma ideia especialmente ruim para nós. Poderia ter sido – deveria ter sido, talvez – o fim, a verdade objetiva que eu procurava. Mas será que eu estava pronta para aquilo, para desfazer algo que já estava lá, algo que eu queria, sendo uma má ideia ou não?

Saí do banheiro, abri a porta da geladeira e fiquei olhando lá pra dentro. Eu não sabia o que queria, se queria algo, mas me dava uma justificativa para não olhar para ele.

Nosso bebê era, então, do tamanho de uma semente de papoula.

A geladeira *off-white* tinha, pelo menos, cinquenta anos – outro indício de que não estávamos equipados para sermos pais. Fiquei em pé diante dela, fingindo estar empenhada em fazer algo – além de tentar reunir a força e o autoconhecimento para passar por essa conversa. Se eu fodesse tudo, se fizesse algo de errado, não sabia o que poderia acontecer.

Eu queria algo que não queria querer, e queria que Dustin me emprestasse a coragem, a linguagem, a convicção para passar por isso, apesar do meu medo. Eu queria que ele segurasse minha mão e me dissesse que boa mãe eu seria, como eu ficaria linda quando inchasse que nem um balão, como ele estava ansioso por tudo aquilo.

– Se não tivermos esse bebê – eu disse, em meio às lágrimas –, e não o terei se você não quiser, mas se não o tivermos, então não posso... prometer nada.

– Como assim, *prometer*? – Dustin perguntou, assustado.

– Simplesmente não sei o que isso faria com a gente – consegui dizer. – Não sei se conseguiria te perdoar. Não posso garantir que perdoaria.

– Bem, é isso, então. Vamos ter o bebê. – Ele estava sem fôlego. – Preciso de um minuto –, disse ele, e foi para o outro lado do apartamento. Ele sentou no sofá, no escuro. Ficamos em silêncio. Eu fui tomar um banho só para poder fechar uma porta.

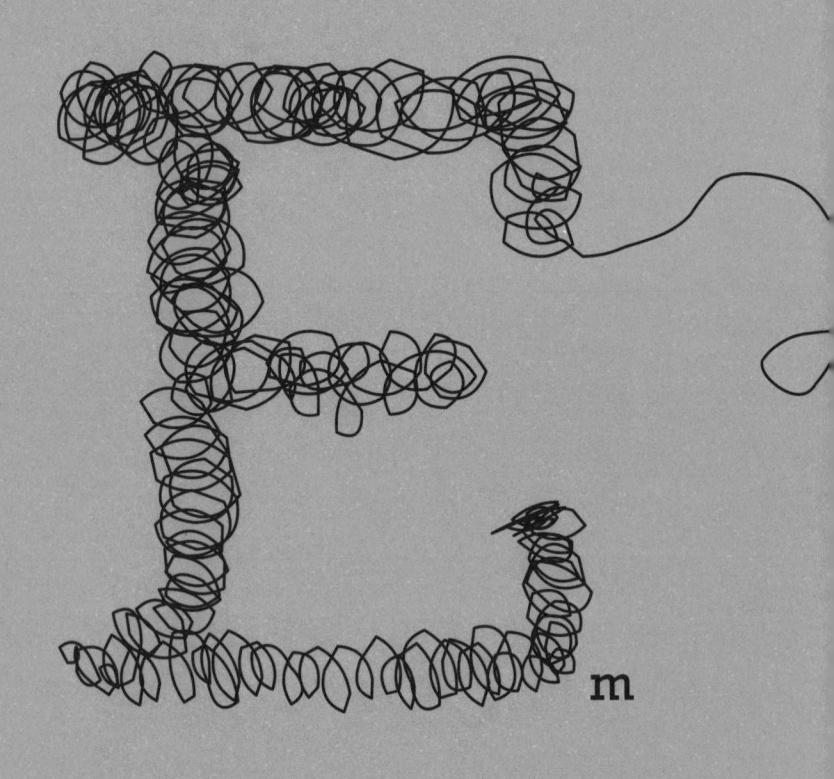

modo de espera (1 a 41,5)

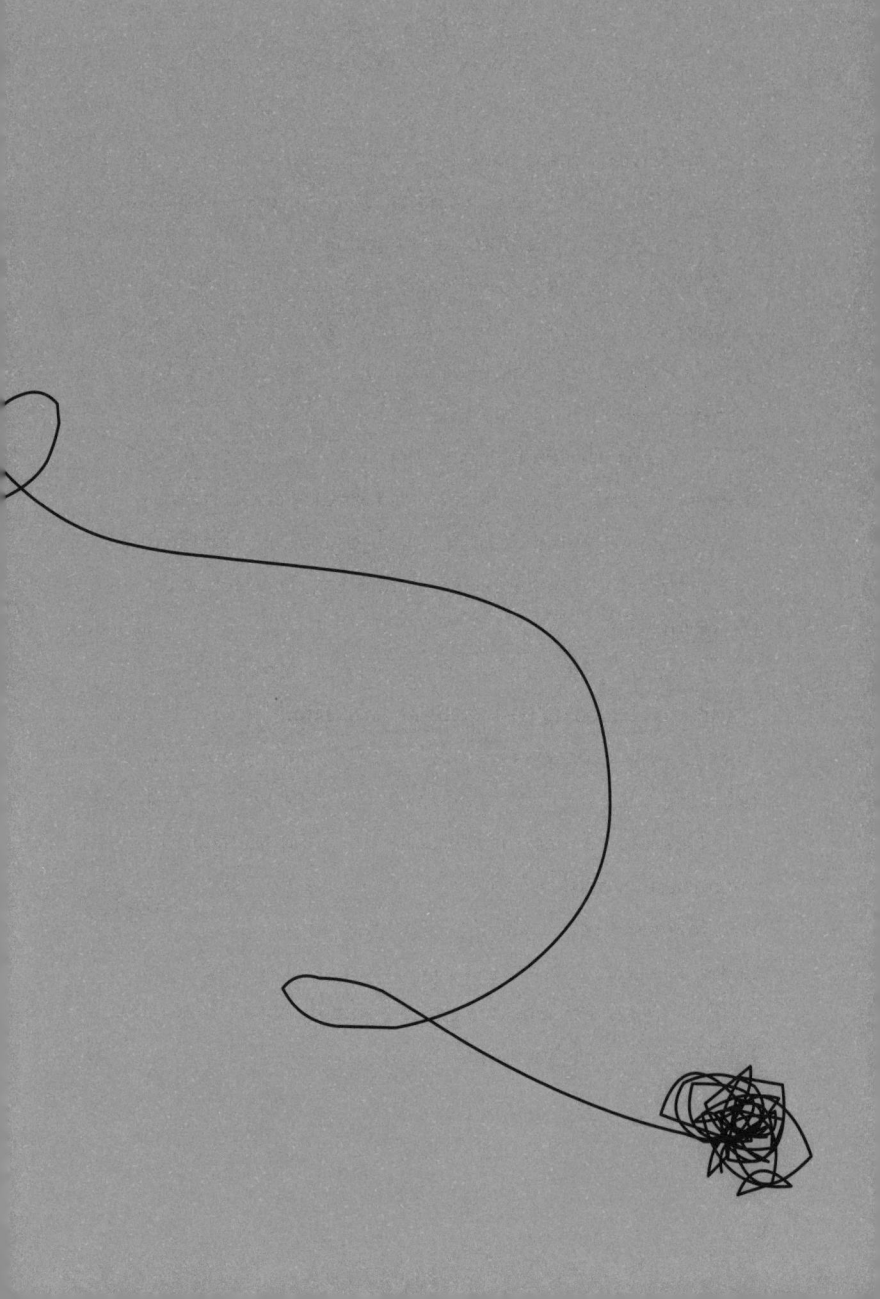

1.

SONHO RECORRENTE DA GRAVIDEZ: estou em algum lugar o dia todo e, de repente, me dou conta: esqueci o bebê. Corro para onde quer que ele esteja (em um carro, um quarto de hotel, em casa, no tobogã de um parque de diversões), mas é sempre tarde demais.

No caminho até o bebê, meu leite seca. Quando chego lá, o bebê está murcho. Ele desaparece em meus braços. Nos meus sonhos, a fome do bebê funciona assim. É questão de vida ou morte.

Eu o deixo em um frigobar, trancado, e vou para uma conferência. Quando volto, o bebê se transformou em uma boneca. O bebê, refrigerado, vira plástico. (O bebê é sempre um menino nos meus sonhos, embora eu não saiba bem como tenho consciência disso.)

Às vezes o bebê encolhe e escorrega para debaixo da minha cintura, no banco do passageiro de uma caminhonete. Eu me distraio com a conversa e me recosto no banco, esmagando o bebê. Ele desaparece, absorvido pelo estofamento do assento.

Nos sonhos de encolhimento, ele é um balão murcho. Tento amamentá-lo, mas, em pouco tempo, ele está menor do que o meu mamilo. Logo está pequeno demais para que o segure nos dedos. Eu o deixo cair na grama e o perco para sempre.

Eu o deixo cair em um grande pote de sopa. Eu o confundo com um cachorro-quente e o como.

Às vezes ele assume a forma de uma minhoca, uma cobra, o monstro de *Duna*. Cheio de dentes, sugando tudo pela frente. Esses sonhos, em que sou consumida por ele, em que sou eu a destruída, e não o inverso, são um alívio bem-vindo.

2.

O mal-estar me bate com um *timing* impecável assim que decidimos ter o bebê. É a pior ressaca da minha vida. Só consigo ficar deitada, absolutamente parada, e gemer. Não vomito. Isso seria bom demais.

Em algumas horas, penso em abandonar o navio. Olho para Dustin com lágrimas nos olhos e digo: "Talvez isso tenha sido um erro." Ele acha que eu estou fingindo estar mal, ou, pelo menos, exagerando. Consigo ver. Quando o ponho contra a parede, ele diz: "Não, não acho que você esteja fingindo, só somatizando". Como se houvesse alguma diferença.

3.

Meus dias agora se dividem entre trabalhar e ler sobre o desenvolvimento fetal. Mesmo quando não tenho dúvida, pesquiso *gravidez [x] semana* e leio cada artigo que encontro.

> "O padrão do escalpo do bebê começa a se formar, embora seus cachinhos ainda não sejam reconhecíveis. Até as unhas dele já estão crescendo!"

"Seus olhos finalmente ganham vida, fazendo pequenos movimentos de um lado para o outro e percebendo luz (ainda que as pálpebras estão fechadas). Cadê o bebê? Achou!"

"Surpreendentemente, os dedos das mãos e dos pés do bebê formarão seus próprios padrões únicos esta semana, conforme desenvolvem as impressões digitais que ficarão com ele pelo resto da vida."

Cada site compara o bebê com algo suspeitamente diferente. Em um site, o bebê é uma bolinha de ervilha. Em outro, no mesmo número de semanas, um pêssego. Mais tarde, temos alho-poró, rabanetes, abóboras, melancias. Escolho "acreditar" no site que o faça parecer maior, mais real. Clico para ler sobre as semanas futuras, sentindo um quê de rebeldia.

Não há muitas opções para descrever esse estranho período de passagem. Um dia eu teria um bebê, mas por agora eu estava em modo de espera. Algo estava *prestes* a acontecer. *Gravidez, oito semanas. Nove. Dez. Doze.* Eu sabia tudo o que havia para saber, mas nada foi particularmente útil, já que não respondia às questões que realmente importavam: Como será? Como isso vai me mudar?

4.

Dustin tem uma conferência de editoras em Chicago, onde minha mãe mora, então vou junto. Já em nossa primeira manhã na cidade, minha mãe me ensina um truque: manter um pacote de biscoitos água e sal na mesa de cabeceira, e não me levantar sem comer alguns.

– O segredo é nunca ficar de estômago vazio – diz ela.

Escuto atentamente, sentindo-me uma criança. A fome parece arriscada agora, até mesmo perigosa. No segundo em que ela bate, imagino o embrião parando de crescer, girando na minha barriga, o pânico transbordando dos olhinhos. Imagino o bebê como uma planta, murchando e ficando marrom.

Eu me sinto idosa, meio curvada o dia todo, arrastando-me até a rua à base de chá de gengibre. Minha mãe, no entanto, está radiante.

– Talvez eu tenha um aborto espontâneo – digo à minha mãe, do nada.

Estamos no carro, a caminho de uma loja de roupas infantis bem caras à qual ela insiste em me levar. Ela tem um acesso de riso.

– Está rindo do quê? Estou só com sete semanas. Nunca se sabe.

– De nada, querida – ela responde, balançando a cabeça e me olhando.

– As pessoas têm abortos espontâneos o tempo todo. Acontece.

Àquela altura, o término da gravidez seria mais compreensível do que sua permanência. Ficaríamos arrasados, e depois, talvez, aliviados. Eu me inscreveria na faculdade.

– Eu sei que acontece. E você deve pedir a Deus para que não aconteça, porque seria horrível. Horrível.

– Já aconteceu com você?

– Não – ela responde, olhando para a rua por cima do volante. Eu me deixo afundar no banco do carona e suspiro.

5.

No dia em que voltamos de Chicago decidimos, ou decidimos novamente, de uma vez por todas, não interromper a gravidez. "Está acontecendo." "Vamos fazer isso." "Certo!" Fazemos um sexo cheio de urgência e emoção e, quando vou ao banheiro, logo depois, percebo que estou sangrando. Desde que fizera o teste de gravidez, eu checava religiosamente o papel higiênico em busca de sangue. Ficava surpresa toda vez que constatava que não havia sequer um sinal. Quando o vejo agora, é quase como se, de tanto checar, eu tivesse provocado aquilo.

Eu saio do banheiro e desabo no peito de Dustin.

– Estou sangrando – digo. Ele começa a chorar também.

Leio artigos no meu telefone e divido com ele a informação de que algum sangramento após o sexo é normal, já que o colo do útero está especialmente sensível. Ficamos aliviados, mas angustiados. À mercê de algo agora.

6.

Encontramos a irmã de Dustin no bar a um quarteirão de onde moramos – cujo nome é Mother's, por acaso – para contar a ela que teremos um bebê. Depois de nos abraçar e parabenizar, ela fica quieta por um minuto.

– Bem, estou empolgada – declara.

Nós rimos e fazemos gestos exagerados de alívio. Dustin afrouxa uma gravata imaginária.

– Ah, parem com isso – diz ela, acenando. Então fica séria. – Não estou triste por vocês –, completa, com seu jeito sincero, cuidadoso e objetivo. – Isso é uma coisa boa.

– Huh – dizemos, aceitando aquilo como um veredito. Não somos adolescentes, no fim das contas. Não estamos confessando um pecado.

7.

O casamento de Lindsay é em Charleston, na Carolina do Sul, e estou grávida de oito semanas. Na noite anterior ao casamento, minhas amigas bebem e batem papo até tarde. Eu me sento no sofá, respondendo às perguntas delas. Estou animada? Com medo? Quero uma peridural ou vou tentar o parto normal? "A medicina moderna existe por um motivo", Sara diz. Eu encolho os ombros. Estive lendo um livro chamado *Spiritual Midwifery* e quero um parto hippie, em que nenhuma agulha assustadora chega perto da sua coluna e você pode se gabar disso para todas as suas amigas depois. Mas não digo isso.

– Vamos ver como as coisas se desenrolam – respondo. – Nunca dei à luz antes.

A conversa logo passa para histórias horrorosas. Episiotomias que derem errado; a tia de alguém teve que fazer 12 cirurgias reparadoras no períneo e tinha acabado de passar por mais um procedimento no ano anterior.

– Quantos anos têm os filhos dela? – pergunto, tentando soar casual.

– Ah, o mais novo tem 23.

Tento me livrar das imagens que passam pela minha mente: a pele vermelha e escorregadia da vagina se rompendo no meio, como um lençol rasgado.

8.

Minha professora de ioga para gestantes nunca teve um bebê, mas isso, de alguma maneira, confere a ela mais autoridade – como se a perspectiva dela estivesse livre das influências de uma experiência pessoal. Ela caminha pelo estúdio com um modelo anatômico da pélvis feminina.

– Quando você está grávida – ela nos explica com o equilíbrio perfeito de simpatia e esclarecimento –, às vezes o corpo muda mais rápido do que a sua própria percepção do corpo.

– Sim! – digo sem pensar, enquanto treino o movimento correto de quadris para o parto normal.

Eu amo essa mulher que nos passa tanta segurança, que nunca usa um sutiã e que se desloca pelo estúdio como uma gata – uma gata com os mamilos de fora.

9.

Antes de dormir, leio estatísticas para Dustin, com uma voz em tom oficial, a maneira como escolhi abordar o assunto.

– A revista *Progresso pós-parto* estima que 15% das novas mães desenvolvem depressão pós-parto. – Saio do personagem e olho para ele de maneira assertiva. – Isso dá uma em cada sete.

– Uau – ele diz, e então deixa de lado seu livro e me lança um olhar assertivo, do tipo: "Você quer conversar comigo sobre alguma coisa?" – É bastante gente.

– Não é? – digo. Então continuo: – Mulheres pré-dispostas a mudanças de humor, afetadas por contraceptivos ou pela tensão pré-menstrual têm maiores chances de sofrer a depressão pós-parto.

– Nossa.

– Eu sei. Basicamente é quase certo que eu tenha isso.

– Bem, então vamos prestar bastante atenção.

Eu concordo e vou dormir aquela noite me sentindo orgulhosa, madura e preparada.

10.

Numa tarde impetuosa, ainda no início da gravidez, depois de ter contado aos nossos amigos e familiares, mas antes de anunciar na internet, eu me vejo sozinha na cozinha, de pé, diante da câmera do computador, me olhando a partir de vários ângulos. Eu deveria estar trabalhando, mas, em vez disso, decido que é hora de postar uma foto enigmática da minha barriga no Instagram. A foto não inclui meu rosto, só a barriga levemente pronunciada. Na legenda: "Pareço grávida com essa camisa: sim ou não?" E sinto uma onda de adrenalina quando confirmo a postagem. Os comentários variam de "Hummm" a "Oi????".

Eu havia chegado ao limite acordado – 12 semanas –, mas publicar a notícia no Facebook parecia muito forçado, como se eu estivesse conduzindo uma coletiva de imprensa em nome do meu feto e usasse o tom errado.

Após essa hesitação inicial – a primeira tentativa de me comunicar em um novo idioma ou, melhor, com um novo jeito de ser –, entendo por que as pessoas acabam usando os velhos lugares-comuns, tipo "felizes em anunciar", como se comunicassem uma aquisição de negócios. Quero dizer isso de maneira rápida, simplesmente para que a informação seja exibida lá e o assunto, concluído. Para que todos possam postar alguns emoticons e eu, assim, siga em frente, falando constantemente sobre isso.

Eu queria já ter dito.

11.

A ioga para gestantes é bem parecida com a ioga comum, exceto pelo fato de a professora falar sobre exercícios Kegel e nos fazer andar segurando nossos ossos púbicos só para que pensemos sobre eles. A nova utilidade de nossas partes íntimas.

No começo da aula, nós nos sentamos em um círculo, na sala grande e clara, empoleiradas em blocos e esteiras de ioga, todas descalças e com movimentos preguiçosos. É hora de compartilharmos em que fase da gravidez estamos e mencionarmos algo que nos incomoda naquela semana: dor no quadril, azia, não conseguir dormir, seios doloridos, exaustão, náusea, arrependimento profundo.

Quem estiver grávida há mais tempo ganha. Com 11 semanas, 12 semanas, 13 semanas, eu me sinto pesarosa, uma impostora gordinha, meramente inchada. Cada corpo é uma revelação. Eu gostaria de poder colocar as mulheres que se aproximam das quarenta semanas atrás de um vidro e admirá-las apropriadamente. No momento, gasto a maior parte da minha energia mental tentando espiar os umbigos pronunciados entre as posições de guerreiros. Todas parecem ter a mesma aura distante, que me faz sentir uma espécie de adoradora ingênua. Olhar para elas é como ver o futuro.

12.

As ultrassonografias são sagradas. Minha obstetra faz uma toda vez que vou ao consultório e sempre fico tensa, já antecipando más notícias. Quero que ela faça o ultrassom, é claro, que aperte o interruptor que liga a máquina e me peça para abaixar minha calça até o quadril.

Nunca adorei minha médica, que era minha ginecologista antes de se tornar minha obstetra também, mas me consulto com ela há anos e a ideia de encontrar alguém diferente é simplesmente exaustiva. Quando me queixo sobre ela, Dustin me lembra gentilmente que podemos procurar outra médica, que o aborrecimento valerá a pena. Aí fico na defensiva e mudo de assunto. Já temos tantas coisas que não me são familiares acontecendo… Não quero lidar com mais uma coisa nova.

Minhas palmas suam enquanto a doutora R. tenta captar os batimentos cardíacos do bebê. O papel higiênico fica enrugado de tanto que o aperto, enquanto aguardo a tragédia. Não consigo entender como alguém procura por um batimento cardíaco sem o sentimento aterrorizante de que não estará lá. Mas a médica faz um ruído qualquer com a língua quando não consegue encontrá-lo imediatamente e diz que o bebê está sendo rebelde. Estou tão tomada pelo medo que nem consigo dar aquele risinho educado, sentindo a resignação de uma pessoa ansiosa que embarca em um voo transatlântico.

Então, vem o alívio no momento em que acontece. Contra todas as probabilidades e desafiando todos os instintos, o bebê está lá, como um peixinho em um aquário preto e branco.

13.

Ele se tornava mais real nas tardes e noites depois de um ultrassom. Eu escancarava as portas que levavam ao trânsito de táxis amarelos e ônibus correndo pelo Central Park. Então caminhava pela calçada, enviando mensagens de texto com meus sinais vitais e imagens das fotos impressas a partir do ultrassom.

Os amigos respondiam: "E aí, o que estou vendo?"

Em uma tarde muito feliz, o feto e eu passamos pelo Museu de História Natural e decidi que devíamos entrar. Diante da baleia gigante, chorei, deslumbrada, pensando: *Você virá aqui um dia. Nós viremos aqui juntos.*

14.

Andava como uma louca pelo apartamento, recolhendo minhas coisas para tentar chegar à aula de ioga no horário, mas paro, já perto da porta, diante de Dustin, que está sentado à mesa, comendo uma torrada. Ele acena para que eu vá até onde está, mas fico onde estou e levantou minha blusa.

– Hoje já parece que estou grávida? – Viro de um lado para o outro, para que o efeito seja completo.

— Meaghan — ele diz, tentando não rir de mim —, você parece grávida todos os dias. Você *está* grávida.

15.

As outras mulheres se sentiram imediatamente transformadas? Elas se tornaram mães no instante em que fizeram xixi em um palitinho e saíram gritando pelo corredor? Ou foi como quando eu estava na primeira série e voltei da escola para casa chorando, porque todas as crianças sabiam ler, menos eu?

— Ninguém sabe ler ainda — minha mãe me garantiu. — É por isso que você está na escola. Para aprender!

— Não, mamãe! — respondi, e insisti. — Eles conseguem ler. Dá para ver! Na hora da leitura silenciosa, todos olham para as páginas dos livros e mexem a boca.

— Ah — disse ela. — Bem, e você, faz o quê?

— Eu olho para as páginas do meu livro e mexo a boca!

16.

Quando minha mãe vem nos visitar, no feriado de Ação de Graças, minha gravidez de dezesseis semanas começa a ficar evidente. Em uma tarde de compras com Dustin e ela, sinto algo molhado na calcinha. Guardo essa informação para mim e penso em alguma maneira de investigar isso mais a fundo. Considero experimentar algumas roupas apenas para ficar sozinha em uma cabine, esticar a mão até a calcinha e avaliar o estrago. Dustin e minha mãe param para tomar um café e comunico que quero usar o banheiro. *É agora*, penso, *o momento da verdade.* A fila está grande e quando eles vêm até mim com suas bebidas para ver por que estou demorando tanto, começo a chorar.

– Acho que estou sangrando – confesso.

Todo mundo empalidece. Quando volto do banheiro, estou com a cara amarrada. Agito minha cabeça em um rápido não. Não era nada.

Essa cena se repete uma vez por semana.

Quando torna a acontecer, minha mãe se enche.

– Querida, você tem que parar de ler tudo o que encontra! Você sabe demais! Vai acabar enlouquecendo. Quando engravidei de você, as coisas não eram assim, e quer saber? Acho que eram melhores desse jeito.

Decido não comentar sobre o livro de memórias do parto de um natimorto que tinha comprado uma semana antes. Ou que memorizei o que as leis de inquilinato de Nova York dizem sobre as tintas com chumbo.

17.

Por grande parte da minha vida, estive acima do peso. Sempre pensei que a gravidez me traria algum alívio. Imaginava que me apaixonaria por meu corpo e me sentiria pronta para posar para as fotos de atualizações do Facebook. Tinha na mente essa imagem minha, de como eu ficaria grávida, baseada principalmente nas mulheres que aparecem em blogs de estilo de vida: como um varapau que engoliu uma bola de boliche.

Minha vida inteira, tentei esconder meus braços com cardigãs, mas, por algum motivo, nessa imagem de mim mesma grávida, meus braços e pernas são longos e finos, afastados por um torso perfeitamente redondo. Era como se talvez, com a minha barriga crescendo, todo o resto parecesse menor. Nas minhas fantasias, abraço meu barrigão e uso um vestido vintage floral, bem leve, emanando alegria sem esforço algum.

E algum dia eu já tinha posado, de bom grado, para uma foto de corpo inteiro? Alguma vez já tinha dito "Eis o meu corpo! Fique à vontade, olhe para ele enquanto fico aqui sorrindo, e tire uma foto para que possamos nos lembrar dele para sempre"?

Eu deveria ser capaz de usar vestidos apertados, coisas que, sob circunstâncias normais, revelariam bastante minha barriga. Agora, lembro a mim mesma: *minha barriga é uma fonte de orgulho, é um milagre.* Sei que eu deveria gostar disso, e em certos dias, com certas roupas, consigo andar nas nuvens por aí, com uma inegável sensação de bem-estar. Outras vezes, com outras roupas, basicamente me preocupo que as pessoas pensem que sou simplesmente gorda.

Alguns dias, quando me olho, uma parte automática e autocrítica do meu cérebro ainda retrocede e pensa: *Que droga. Meu corpo está crescendo onde não deveria. Não há como esconder.*

18.

Na primeira vez em que um homem me oferece seu assento no metrô, meu rosto queima. Ele se levanta, em um vagão lotado, e indica seu lugar, ainda quentinho. Dou um sorriso: gostaria de me sentar, mas me pego recusando a gentileza reflexivamente, sentindo que virei o centro das atenções e querendo que toda aquela interação acabe. Aceno com a mão para ele, sacudindo a cabeça. *Não. Estou bem.* Ele insiste. Eu digo "não". Sinto todos os olhares do vagão sobre mim, a moça grávida. Fico corada de vergonha e começo a suar excessivamente.

19.

– Certo! É um menino – afirma a médica.

Dustin, sentando em um canto, no escuro, segurando minha mão esticada, faz um "huh" sem nenhum tipo de empolgação.

Sempre imaginamos que seria uma menina, em tudo. Ambos tínhamos somente irmãs. Até os cachorros que tive na infância eram fêmeas. O que era um menino?

20.

O dia em que descobrimos que o bebê é um menino é também o primeiro em que o sinto, ou em que sinto alguma coisa. Não é um chute. Está mais para uma vibração – um telefone vibrando, por pouquíssimo tempo, dentro de mim. É uma loucura ter essa sensação completamente inédita, em um lugar em que nada havia se manifestado até então. É como ser chamada com um toque no ombro, só que por dentro. *Eu existo, eu existo, eu existo.*

21.

No Natal, vamos de Nova York a Michigan, uma viagem de dez horas. Dividimos o custo do carro alugado com a irmã e o pai de Dustin. Estou envergonhada de sentir fome o tempo todo. Não sei bem como me manifestar: *Alimente-me, estou carregando seu neto.* Que tipo de mãe não pode fazer isso por si mesma? Choro baixinho no banco de trás, sentindo-me inadequada, faminta e desesperada para fazer xixi.

Quando chegamos lá, sou presenteada com a minha própria meia de Natal, bordada por minha sogra-ainda-não--oficial, que também traz o livro do bebê de Dustin. Nele encontramos uma cópia da história do parto dela, escrita em uma máquina de escrever, em 1982. Ela deu à luz ele sem uma peridural, em uma maternidade, sob luzes fracas. Eles o puseram direto em um banho morno. Eu me sinto intimidada, conto a ela sobre toda a ioga que tenho feito.

O parto que me trouxe ao mundo foi uma cesariana. Fiquei horas presa no canal endocervical de minha mãe, e não houve alternativa. Era uma sexta-feira 13. Pregaram uma peça no anestesista de plantão e o deixaram trancado na quadra de tênis. Ela teve minha irmã mais nova dois anos depois, sem drogas, pelo que me conta. Mas quando falo no telefone com meu pai, de quem é divorciada há uma década, ele acha graça e me diz que ela tomou uma peridural.

22.

No dia seguinte à nossa chegada em Michigan, envio um e-mail para minha amiga Anna, que quer saber como estou. Digo a ela que não tão bem: alergias, fome, raiva. Depois de ler minha resposta em voz alta para a mãe dela, Anna transcreve o conselho de sua mãe para mim:

Ela deve dizer às pessoas do que precisa e todos têm que atendê-la. Ela está grávida! Se precisa de alguma coisa, deve ser atendida. Isso é o que eu acho. Ela tem um tipo de autoridade, como grávida, que deve aprender a usar, porque no momento em que o bebê chegar, ela vai se apaixonar, como se nunca tivesse se apaixonado antes, mas ela terá um chefe novo e muito impetuoso.

Sei que ela está certa. A autoridade da grávida. Posso ver que está presente na forma como as pessoas me tratam, com perguntas intermináveis e grande preocupação. Mas não sinto isso em mim mesma, nem um pouco. "Como você se sente?", todos me perguntam, e toda vez eu me surpreendo. Eu me sinto abismada. Desajeitada. Sobrecarregada.

23.

Na manhã seguinte, na privacidade do nosso carro alugado, digo a Dustin que estou preocupada. Não sinto o bebê se mover desde quando ainda estávamos em Nova York, antes de viajarmos. Fico esperando e esperando, e nada. Com um gesto, ele dá a entender que estou exagerando, como sempre, e perco a paciência.

– Mas não senti mesmo o bebê, nem um pouquinho! Não consigo sentir nada! *O bebê está morto!* – berro, enquanto ele dirige.

É o grito de uma mulher que não está sendo levada a sério, que não está sendo bem alimentada, bem tratada, que não está fazendo ultrassom todos os minutos do dia para se certificar de que o possível não é provável, nem inevitável. Uma veia na minha testa parece estar prestes a explodir, e minha garganta dói muito enquanto olho o semblante de Dustin ir da raiva à pena – da noiva lunática dele, com todos aqueles hormônios no corpo.

– Amor, está tudo bem. Eu simplesmente sei que ele está bem. Eu sei – diz Dustin, finalmente chorando. – Nós só temos que passar por esta semana. Já temos uma consulta marcada para quando voltarmos para casa.

Isso não significa nada para mim, mas ver aquela reação nele já é algo. O que realmente quero que ele reconheça, que sinta comigo, é que agora estamos à beira do precipício da morte o tempo todo. Isso é inegável, faz parte da vida, e cedo ou tarde acontece. Nós criamos uma morte. E como ele pode não levar isso a sério?

Ele segura minha mão, depois minha barriga, e continuamos dirigindo pela desolada rodovia de Michigan. As árvores estão cobertas de sincelos, que me parecem ameaçadores, balançando ao vento.

24.

De volta a Nova York, logo após o Ano-Novo, vamos para nosso ultrassom de escaneamento anatômico. Nosso filho é descrito como perfeito, com 21 semanas de vida, definitivamente um menino. Eles nos informam de tudo isso com declarações irregulares: "Veja, este é o crânio visto de cima". Todo meu medo parece uma bobagem agora. Eu o substituo por esperança. Uma esperança desamparada, aturdida e incerta.

25.

Tenho muita vergonha de falar com o bebê em voz alta. Eu me sinto boba quando vou até o armário dele para dobrar e redobrar as roupinhas. Dustin acha graça e fica me provocando. Eu reviro os olhos – queria que ele saísse e me deixasse fazer isso em paz.

26.

Assim que descobrimos que teríamos um menino, eu sabia que estávamos ferrados quanto ao nome. Dar um nome a uma menina já seria difícil o bastante, mas os nomes femininos são mais variados e todos são encantadores, adoráveis. Eu tinha passado a vida toda sonhando com eles. Um menino? Nunca pensara a respeito.

Dustin e eu nos sentamos em restaurantes e escrevemos nomes nas toalhas de papel. Nos revezamos, detestando e preferindo nomes, lembrando um ao outro que, devido à nossa herança genética, este bebê crescerá e inevitavelmente será um gordinho de óculos. Temos que ter muito cuidado.

Quando nos habituamos a uma ideia, nós a vemos e ouvimos em todos os lugares, em catálogos de bebês e pronunciados por mulheres na Baby Gap, comprando presentes para os sobrinhos. Soa tão comum e pouco especial que não parece mais nosso, então o excluímos da lista. Não queremos – e que Deus não permita isso – ser um clichê na demonstração mais importante do nosso gosto pessoal.

Imagino o nome do nosso bebê flutuando em algum lugar da minha consciência, como quando você esquece uma palavra e sabe que, assim que parar de tentar lembrar, ela vai aparecer. Porém, nesse caso, não aconteceu. Eu me vejo lembrando das mesmas palavras em que pensara antes, a mesma lista curta de nomes desgastados pela vida de outros homens.

– Nós vamos pensar em algo – digo a Dustin. – Nós funcionamos bem sob pressão.

Espero que seja verdade.

27.

Às vezes me esqueço completamente de que estou grávida. Fico por horas em um café escrevendo, e minha condição me escapa à mente. Esses são bons dias, em que me sinto "livre", apenas um cérebro em uma cuba.

Mas o feitiço é quebrado quando me levanto para ir ao banheiro e tento passar, espremida, pelos pescoços dos jovens homens das cafeterias do Brooklyn, minha nova barriga roçando a ponta das orelhas deles. "Desculpe, desculpe!" Todo mundo se vira e vê meu conspícuo corpo. Sou uma estranha que está grávida. Sob esse aspecto, faço mais sentido para eles do que para mim mesma.

28.

No momento em que estou grávida de 28 semanas, meu bebê é do tamanho de uma berinjela. Aprendo que "queimação no estômago" é uma descrição popular perfeita para a azia – parece que estou arrotando fogo.

Subo de nível na ioga para gestantes: agora estou verdadeiramente grávida. Muito grávida. A postura do cachorro olhando pra baixo não é mais uma possibilidade para mim. Faço todas as coisas de mãos e joelhos com meus cotovelos apoiados em blocos. Estar tão incapacitada me parece certo.

Os melhores dias – raros – são aqueles em que minhas medidas avantajadas podem ser entendidas como a grandeza de um milagre enquanto me arrasto pela rua.

29.

Eu me preocupo em não estar "curtindo minha gravidez" o bastante. Tem sempre alguma coisa que sinto que devia estar fazendo, alguma empolgação que deveria estar alimentando – não só em mim, mas nos outros também. É meu papel, desconfio, ser uma espécie de líder espiritual, a matriarca na nossa igreja da antecipação.

Eu deveria estar escrevendo um diário, blogando, documentando meus humores e desejos e atualizando meus registros. Devia haver polaroides que nosso filho vai encontrar em uma caixa de calçados daqui a trinta anos e ficar emocionado. Quero que esse bebê pense que sua mãe estava radiante e que abraçava, sem nenhum esforço, o enorme e miraculoso corpo em estampas florais. Quero que ele poste essas imagens na versão de 2045 do Instagram. Quero que os amigos dele façam comentários sobre meu bom gosto para me vestir.

30.

Ninguém acredita em nós quando falamos que não temos ideia de qual nome daremos ao bebê.

– Oh, então vocês estão mantendo em segredo? – dizem. – Quais são as opções?

Outros parecem pensar que estamos sendo difíceis de propósito.

– Bem – arrisco, em uma noite com amigos –, nós o chamamos de Gus, tipo, de brincadeira, mas estamos começando a sentir que este pode mesmo ser o nome dele.

Ao compartilhar isso, sinto-me constrangida e muito vulnerável, como se falasse sobre um romance antes de começar a escrevê-lo.

– *Gus?* – Vejo Halle visivelmente se contraindo. – Vocês não podem chamar ele assim! – ela diz, mas então cai em si. – Bem, vocês podem fazer o que quiserem. Tenho certeza de que vamos nos acostumar. Mas vou ser honesta. Eu detesto.

– Ei, e William? É fofo, não é?

– É, mas Bill já não é tão legal. – Imagino um bebê com óculos de armação fina e uma camisa azul de botões. Nós gostamos de Cal, mas soa fraco e, de alguma forma, também um valentão. David é legal, mas Dave soa como alguém que põe gel demais no cabelo. Namorei um Charlie que prendia o celular no cinto. Toby parece estar sempre engomadinho. Dê-me um nome de menino e venho com um exemplo de homem que o arruinou.

– E quanto a Arthur? Eu até que gosto. Não conheço nenhum Arthur – digo.

– Oh, na verdade, uma amiga minha ia dar esse nome ao bebê dela.

– Ah, é?

– É. Mas acabou não dando porque o marido argumentou que todos o chamariam de Farty Artie [Arthur Peidão].

31.

Uma mulher no mercado orgânico pergunta:

– Você está... grávida?

A hesitação dela me chateia.

– O que mais eu poderia estar? – respondi. A incerteza dela confirma: estou gorda por todos os lados, não só na minha sagrada barriga. Para me consolar, tomo um sorvete chique todo dia à noite. A gravidez faz com que eu me sinta presa às vezes, mas outras vezes penso: *você nunca será tão livre*.

32.

Quero escrever algo de valor antes da chegada do bebê. Um romance, de preferência. Embora não tenha ideias e até agora não tenha feito nenhum movimento em direção ao objetivo, estou convencida de que se eu puder me aprofundar em um projeto grande e ambicioso agora, poderei relaxar e me divertir depois, quando o bebê estiver aqui. Tento explicar isso a alguns amigos no metrô para casa depois de um jantar, embora esteja claro que estou argumentando mais para convencer a mim mesma do que a eles.

– Algo que eu possa pegar mais tarde, em pequenas parcelas, sabe? Aí eu não me sentirei tão perdida.

– Isso faz sentido – Lindsay diz, concordando e me encorajando.

– Embora não esteja certa se terei tempo para alguma coisa depois.

Lindsay, que está em pé, segurando-se na barra do metrô, olha para baixo, para mim.

– Os bebês dormem o tempo todo, não dormem? – ela diz. – Tenho certeza de que haverá tempo suficiente para sua escrita.

Olho para o outro lado, receosa e sem vontade de me explicar. O tempo depois do nascimento do bebê é um limbo, como se qualquer coisa pudesse acontecer. Não sei como serei depois dele. Então a revelação que me cercava furtivamente:

se eu permitir, meu filho será a razão pela qual não farei um monte coisas. E isso já está acontecendo.

33.

Na tarde de um dia de semana, vou até a biblioteca para trabalhar e vejo um menino, que deve ter dez ou onze anos, dançando sozinho na calçada de um condomínio. As calças estão puxadas para cima, com os tornozelos à mostra. Ele não pode ver que estou me aproximando, mas não sei se importaria, caso visse. Ele contorce o corpo em movimentos espasmódicos, estranhos e maravilhosos. Ele parece incrivelmente livre, incrivelmente feliz, em seu próprio mundo. Eu paro e começo a chorar, surpresa comigo mesma.

Sei que vou amar meu filho, que de alguma forma já amo, mas não consigo imaginar como será, como vou amá-lo. Ainda não consegui imaginar a carinha dele, do meu garotinho divertido.

34.

Minha amiga Meredith e eu não nos vemos há muito tempo. Por anos, juramos que vamos dar um jeito de nos encontrarmos, mas nunca acontece. Ela teve um bebê, e agora que temos algo em comum, eu me vejo no trem para visitá-la em Hoboken, para que ela me dê uns conselhos enquanto amamenta.

Eu me sento no tapete e escuto com atenção todos os detalhes trabalho de parto dela, sem drogas e bem-sucedido. Ela parece feliz e aberta, e me faz pegar uma caixa de seu chá de folhas de framboesa que, segundo ela diz, fortalecerá meu útero. Ela me instrui a comprar uma bola de exercícios e me sentar por algumas horas todos os dias para ajudar a relaxar o assoalho pélvico, e me entrega uma cópia de algo chamado *Hypnobabies*, uma série de meditações guiadas em CD. O objetivo delas é, por meio de hipnose, convencer a sua mente de que o parto não dói. As contrações são passageiras e as mulheres em trabalho de parto são fortes, capazes, relaxadas. Ela me diz que, na hora do parto, isso não adiantou de nada, mas acabou sendo muito útil até o momento em si. Empoderador.

Deixo seu apartamento me sentindo grata e equipada. É tão bom ter uma lista de tarefas a realizar.

35.

Quando chego em casa, abro meu computador para trabalhar, mas, em vez disso, pesquiso *parto normal* no YouTube. Escondo meu rosto e abafo gritos enquanto vejo um períneo após o outro se esticando até seus limites, pequenos crânios apertados tentando sair e depois recuando, os maridos fora de cena. As mulheres estão gemendo e grunhindo na cadeira de parto, ou estão de quatro. À medida que a câmera dá um zoom em uma cabeça coberta de muco, que sai de algo que não se parece mais com uma vagina, você pode ouvir a parteira orientar amorosamente a parturiente:

– Pegue seu bebê! Estique as mãos e pegue seu bebê!

Ninguém pode pegar o maldito bebê para ela?, penso, mas a mulher olha para baixo e o puxa, viscoso e molhado, até seu peito, rindo, sem acreditar no que acabou de acontecer. Eu sempre choro. E rio também. É incrível. Queria que não estivesse para acontecer comigo, mas, ainda assim, me parece algo incontestavelmente maravilhoso.

Quando me levanto da cama para ir ao banheiro naquela noite, os olhos de Dustin se arregalam e ele aponta para o meu seio direito. Olho para baixo e vejo meu sutiã branco de maternidade colado no mamilo, uma mancha amarela onde algum tipo de líquidocolostro vazou.

– Deve ter acontecido enquanto os bebês dos vídeos estavam chorando! – diz Dustin, empolgado. Fujo para o banheiro, sentindo-me como um menino flagrado se masturbando.

No reino solitário do nosso banheiro minúsculo, eu me sinto nauseada, mas poderosa. Olho meu próprio corpo no espelho, do mesmo jeito como fazia há vinte anos, no auge da puberdade. E agora, aqui estou eu de novo. Meu corpo vinha orquestrando algo sem que eu percebesse.

36.

Nossa primeira aula de parto começa quando estou com 36 semanas. A professora inicia a aula pedindo que andemos pela sala compartilhando, com outros casais, nossos maiores medos. Faço uma piada sobre minha mãe vir para ficar conosco, mas estou realmente pensando nos ossinhos da cabeça do bebê espremidos, como tinha visto nos vídeos do YouTube, as placas cranianas se sobrepondo, formando um cone esquisito. Penso no meu corpo se rasgando para acomodá-lo de formas que eu não conseguiria prever nem impedir que acontecessem.

Sei que temer o parto, duvidar da capacidade do seu corpo de fazer essa "coisa mais natural do mundo", é, de acordo com toda a mídia que estou consumindo, quase como um pecado. Sei disso e, ainda assim, não tenho palavras para expressar quanto medo sinto deste momento. Eu me sinto como um animalzinho. Uma mulher. Um fracasso, já.

37.

Dustin encontra, em seu "livro do parceiro de parto", um gráfico sobre medicação para a dor. Ele tenta falar a respeito comigo, mas, sem querer, eu o interrompo.

– Agora não! – digo, e começo a chorar.

Duvidar de mim mesma, por si só, já é fracassar, eu sei. Tento afastar esses pensamentos. Procuro ouvir *Hypnobabies*, mas sou incapaz de desligar a parte crítica de meu cérebro e realmente me envolver na terapia. "*Sua energia e seus pensamentos sobre o parto agora são positivos e saudáveis em todos os momentos*", diz a mulher, em um tom calmo e assertivo.

Uma suspensão voluntária da *descrença* parece necessária. Por mais que eu queira acreditar, por mais que preferisse ser uma boba a estar com tanto medo, não consigo controlar meus pensamentos. Toda vez que alguém diz "Seu corpo é feito para isso", penso em todas as mulheres que morreram no parto. Todas as mulheres que ainda morrem.

38.

Na segunda aula de parto (era um total de quatro), realizamos um experimento. Nossa professora, uma mulher loira e muito agitada que nunca teve um bebê, entrega copos de gelo a todos nós e então assume seu lugar diante da sala. Ela anuncia que vamos praticar administração da dor hoje, segurando um cubo de gelo nas mãos – apertando-o – por sessenta segundos, mais ou menos a duração de uma contração. Todos estamos brincando e um pouco empolgados para fazer a atividade. Finalmente algo prático, algo para nos ajudar a nos sentirmos preparados.

Ah, merda, penso, assim que começa. Quero largar o gelo, ou zuni-lo. Trapaceando, eu o movo por partes diferentes da mão. Temos que manter os olhos fechados, o que só piora a situação. *Quem diria que gelo dói tanto? Estamos sozinhos com nossa dor.*

Depois de sessenta segundos, a professora nos pergunta como foi. *Horrível*, penso.

– Pareceu durar mais do que sessenta segundos? – ela pergunta.

– Sim! – grito para o que parece ser uma pergunta retórica, mas as pessoas à minha volta, todas mentirosas, sacodem a cabeça. A professora pede que falem mais de suas experiências, e um dos pais levanta a mão.

– Bem, foi como se eu estivesse ciente da dor, mas aquilo não me incomodasse. Eu a senti e só convivi com ela. O tempo passou rápido.

Ah, vai à merda, penso.

Outro cara pede para falar.

– Fiz aquilo de ouvir o tique-taque do relógio sem contar os segundos. Simplesmente aceitei a passagem do tempo. Pareceu mesmo ter passado rápido.

Não consigo conter meu riso, que sai mais alto do que devia.

– Uau – diz nossa professora – muito bom. – Ela está claramente impressionada.

Procuro, em vão, por alguém com quem fazer contato visual, alguém com quem compartilhar um olhar de "afe". As mulheres, é claro, ficam quietas. Nós já estamos indo naquela direção, já estamos escorregando. Isso é apenas uma amostra da tarefa que nos aguarda.

Passei os últimos oito meses tentando pensar na dor, buscando em minha memória algo com que compará-la, sem sucesso. As cólicas menstruais são uma analogia comum, mas, para mim, elas parecem definidas pela monotonia. Nunca passei por uma cirurgia, não me lembro da última vez em que ralei o joelho. Quando foi a última vez em que senti muita, muita dor? Apesar de todo meu esforço, não consegui pensar em nada.

No entanto, o gelo serve ao propósito.

39.

Uma semana depois do fim do curso, recebemos um e-mail de nossa instrutora de parto com um monte de exercícios e visualizações para tentar em casa. Nossos ossos pélvicos se abrindo. A vagina como uma flor, também se abrindo. Ondas crescendo e quebrando conforme respiramos. Ela nos envia um documento ilustrado de posições para o parto, e um link com as estatísticas de cesarianas nos hospitais de Nova York. Esses dados são tratados como um alerta, uma tendência perturbadora à qual cabe a nós resistir. Aos meus olhos, fazer uma cesariana era como um fracasso moral. Nem leio muito sobre como se preparar ou se recuperar de uma, convencida de que não preciso saber. Ignorar a possibilidade parece uma forma de evitar que acontecesse.

A instrutora nos encoraja a continuar praticando com o gelo, acrescentando uma lista numerada de exercícios para tentar.

"Em vez de tentar ativamente afastar a sensação, nós fazemos amizade com a dor. Nós a conhecemos melhor, ficamos menos tensas e, por isso, sentimos menos dor. Seja extremamente curiosa a respeito dela... Note como ela muda de um momento para o outro, note onde exatamente onde ela está, onde começa e onde termina, tente olhar bem a dor e ver como ela é... Imagine que está vendo a sensação com uma lente de aumento. Estude lentamente os limites da dor... a sensação tem alguma cor ou textura?"

40.

Quando vou para a minha última consulta pré-natal, uma semana atrasada, minha médica escreve "*Sexo*" na prescrição e a entrega para mim, com um sorriso. Meu colo do útero está "alto e apertado", diz ela. Neste momento, isso não é bom.

Antes que eu vá embora, ela me pergunta como vamos chamar nosso filho, e confesso que ainda não sabemos.

– Esperando para ver o rostinho, hein?

– Sim!

Isso me parece uma resposta tão boa quanto outra qualquer. "Veremos o rosto do bebê e seremos mudados por ele". Sentiremos a convicção pela qual esperamos o tempo todo.

Nós seremos transformados em pessoas que têm convicções. Em pais.

41.

Não faço o impensável (sexo), mas considero pedir a Dustin para se masturbar na minha vagina. Isso é cientificamente seguro.

41.5

O bebê já devia ter nascido há nove dias. Estou com 41 semanas de gravidez – e meia. Penso que meu medo é o que o mantém lá dentro. Ina May Gaskin, parteira lendária, autora e tema de documentários a que assisto avidamente, diria que o medo é um "bloqueio". Sei que, se pudesse, ela me daria um sermão severo e me mandaria caminhar em meio à natureza. Sendo assim, Dustin e eu vamos fazer uma caminhada ao redor do bairro. Dustin tira um milhão de fotos. As coisas parecem grandes. Somos duas pessoas apaixonadas, prestes a ter um bebê e caminhamos rua abaixo de braços dados. Eu me sinto cansada, dolorida, claustrofóbica. Estou desconfortável na minha própria pele, com medo do que está por vir. Para o olho não treinado, porém, estou radiante.

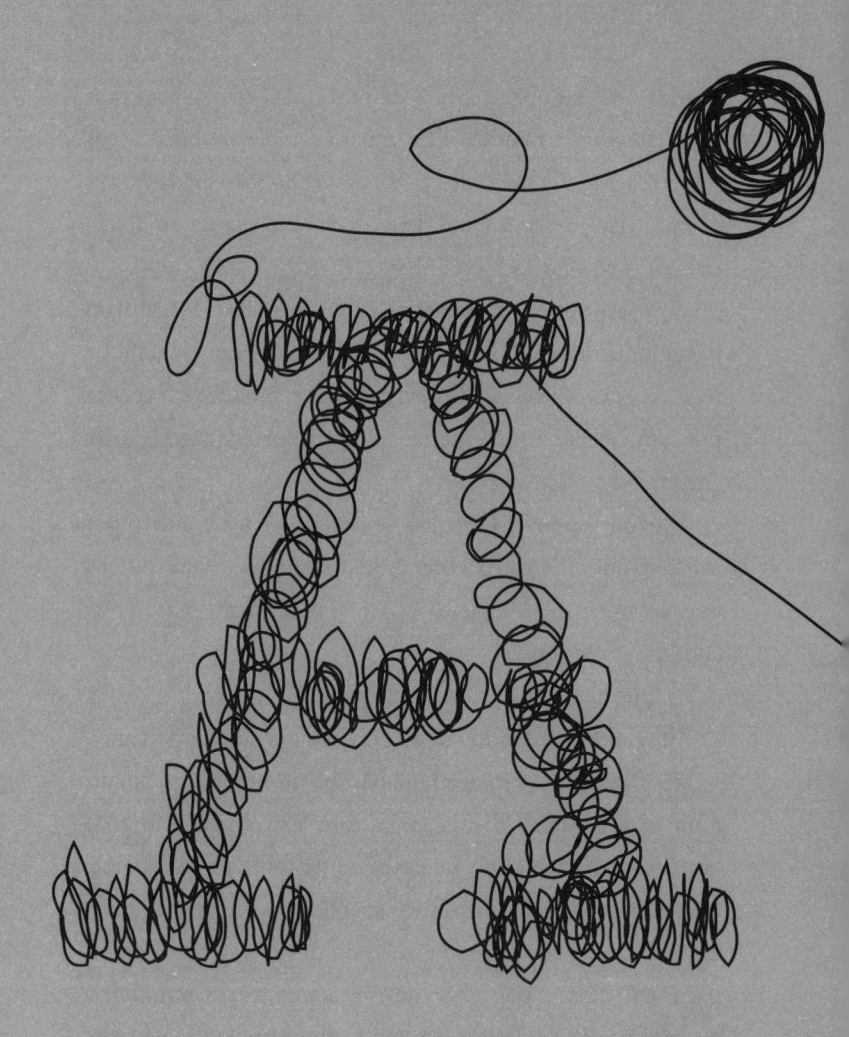

história de um nascimento

Era uma segunda-feira, 2 de junho. Eu estava bem desperta às seis da manhã. Talvez para a maioria das pessoas – certamente a maioria dos pais –, isso não fosse nada excepcional. Mas para mim, era. Era o primeiro dia de uma vida inteira de seis-horas-da-manhã.

A essa altura, as quarenta semanas de gravidez já tinham passado há dez dias. Eu tinha uma fantasia bem específica e recorrente de ser rebocada pela cidade em uma rede suspensa por um helicóptero. Queria ser transportada aereamente entre um bairro e outro.

Quando contei a Dustin esse desejo, ele ficou quieto por um segundo. Ele tinha aprendido a responder com cautela, mas imagino que, nesse caso, ele simplesmente não tenha conseguido se conter.

– Que nem uma baleia? – ele perguntou.

Eu vinha acordando "ainda grávida" por um longo tempo – 289 dias, para ser mais exata. Minha mãe estava na cidade, a um quarteirão de distância, em um apartamento alugado via Airbnb. Eu dava goladas de chá de folha de framboesa, quicava em uma bola roxa de exercícios sempre que dava, enfiava óvulos de óleo de círio-do-norte vagina adentro, pagava 40 dólares por sessão de uma acupuntura comunitária na qual eu não acreditava e fazendo algo chamado "A Dança do Trabalho de Parto". "A Dança" (um encurtamento mais simpático) envolve esfregar a barriga, em sentido horário, em movimentos vigorosos, e então, chegar o mais próximo de *twerking* que uma grávida de 41 semanas seja capaz.

Agora eu estava bem desperta e olhando para a parede. E então, *ai*. Foi como o auge de uma cólica menstrual – sem que você tivesse tomado um Tylenol. Por um segundo, fiquei ali deitada, a cabeça a mil. Então me levantei e comi cereal, como tinha feito por quase toda a gravidez. Dustin estava dormindo. Senti mais uma. Outra "coisa". *Ai*. Entrei no chuveiro, um tanto tensa com essa sucessão de acontecimentos. *Ai-ai-ai*. Agarrei o suporte de toalhas e pensei em quantos outros banhos eu tomaria aquele dia. Durante todas as aulas sobre parto normal, a magia dos banhos quentes era celebrada. Eu suspeitava, ou temia, que o efeito analgésico deles não fosse tão potente quanto se anunciava. *Ai*.

Voltei para a cama e fiquei deitada, nua e enorme, observando ostensivamente Dustin dormindo e esperando que acordasse. Não queria olhar para o relógio, mas olhei, e os *ais* estavam acontecendo em intervalos de cerca de 15 minutos.

– Ai, ai, ai – sussurrei, com o braço na frente da boca.

Até então, a dor era tão ruim quanto dar uma topada com o dedão. Era uma dor tipo *Merda!*, mas ainda assim, era... divertida. Eu estava orgulhosa de senti-la, também orgulhosa do meu corpo. Finalmente o mecanismo começara a funcionar.

Eu estava também um pouco animada porque não estava muito disposta a trabalhar aquele dia, ou a ir a outra consulta médica no hospital, que ficava a quarenta minutos dali. As consultas eram para mulheres que já tinham passado das quarenta semanas. Você se sentava em uma sala cheia de poltronas azuis acolchoadas, que podiam ser limpas com uma flanela. Então, levantava a camisa para exibir a barriga, à qual a enfermeira, depois de passar um lubrificante, conectava um monitor. Nesta sala estavam outras mulheres cujos corpos estavam embromando, e um coro de batimentos cardíacos fetais soava pelo lugar, como cavalos galopando.

Hoje, no entanto, aquilo tudo terminaria para mim.

Quando Dustin finalmente acordou, fiquei deitada ali por um tempo, sem dizer nada, esperando pelo próximo *ai-ai-ai*.

— Começou? — ele me perguntou.

Minha mãe veio para nossa casa.

— O troço... tá acontecendo — falei.

Ela ficou empolgada. Aí eu disse que não ficasse. Ela me ignorou. Cobri o rosto com as mãos. Tive um *flashback* de um dia, em 1995, em que entrei no banheiro em que ela estava e pedi um absorvente. Ela tentou me entregar um absorvente interno. Eu sacudi a cabeça e saí do banheiro.

Nós três fomos dar uma caminhada, para movimentar as coisas. *Eu devia estar andando*, era tudo que eu conseguia pensar. Bebi meio café gelado, parava e me curvava para descansar a cada esquina. Chegamos a um parque repleto de crianças pequenas e suas mães, que me olharam com desconfiança; eu estava prestes a me tornar uma delas. Eu as olhei meio torto também, e então abafei meus gritos na manga da blusa de Dustin. Estava improvisando escapes para minha nova dor. Apertei com toda a força os braços dele, puxei os passantes do cinto e todos os bolsos dele, agarrei-o pelo quadril. Então tomei café gelado e caminhei penosamente ao sol. A dor agora era uma topada do dedão mais constante e aguda, como se meu corpo fosse torcido e espremido de dentro para fora. Mas temporária! Eu só tinha que lidar com ela. A essa altura, era quase divertido – um desafio pessoal. "Você vai topar com o seu dedão com muita, muita força, a cada dez minutos, pelas próximas horas, mas então terá um bebê!" Isso me parecia tranquilo – dava para fazer.

– Eeeee aqui vamos nós! – eu dizia, e então passava de qualquer jeito o café gelado para as mãos da minha mãe e afundava a cabeça em Dustin. Respirava, obedientemente, habilidosamente, e me movia ritmicamente, como uma dançarina do ventre, ou uma pessoa com distúrbio mental. Então a contração terminava e eu flutuava acima do meu corpo, admirada por aquilo estar realmente acontecendo. Eu pegava meu café gelado de volta, dava um risinho constrangido, tipo, *Nossa, vocês viram isso?* Aí, assim que acalmava minha respiração e afastava a dor, eu era puxada de volta para ela, como uma rajada de vento atravessando um túnel do metrô, e me reencontrava com o meu eu-corpóreo, que estava tendo seus órgãos comprimidos com um cinto de arame farpado.

Saber que aquilo era "normal" era a única coisa que me impedia de gritar, de chamar uma ambulância, de me preparar para morrer. Eu estava batalhando, ou abrigando uma batalha dentro de mim, a cada sete minutos agora.

De volta ao apartamento, íamos de um cômodo a outro. Comi pedaço após pedaço da melancia, enterrei a cara em travesseiros, me apoiei em mesas e balcões, carreguei minha grande bola roxa de ioga por toda a casa, rolando. Pensei em como isso era quase pornográfico, minha bunda para o alto, meus gemidos.

Estava usando minha camisola de maternidade com listras azuis e brancas, meias esportivas e Crocs roxos. Passei pelo trabalho de parto em uma camisola? Sim, passei pelo trabalho de parto em uma camisola.

Em algum ponto, as contrações aconteciam a cada três minutos. Então cinco. Aí três. Agora eram seis da tarde. Dustin telefonou para a obstetra de plantão, desligou e disse que chamaria um carro. Foi aí que as contrações pararam.

Eu me levantei da bancada, sobre a qual estava curvada, e olhei para o cronômetro do meu telefone, apavorada. Dez minutos. Sete. Dez. Doze. Quinze. Eu entrei em pânico. Nós andamos. Dez minutos. Doze. Vinte minutos! Logo ficou tarde. Discuti com Dustin sobre a duração de um trabalho de parto normal, listando amigas cujos trabalhos de parto duraram seis ou oito horas.

– Isso não é normal! – ele disse.

– É, sim! – respondi.

Procurei freneticamente uma planilha que minha professora de ioga tinha mandado, sobre durações de trabalhos de parto, e não consegui achar. Peguei meu telefone e dei um Google, que era a forma como eu sempre tentava vencer uma discussão. Passei horas inteiras desejando que minha mãe fosse para casa dormir, mas não era capaz de comunicar isso a ela. Finalmente ela foi, e senti uma enorme gratidão. Como se agora fosse dar certo. Talvez ela fosse um bloqueio psíquico.

Tentamos dormir. Dormimos em intervalos de 12 minutos. Quinze. Vinte. Sete. O tempo todo vinha a pior dor – perturbadora –, contrações horríveis, uma vontade de gritar e de me ajoelhar.

À meia-noite, eu estava aos prantos e amaldiçoando o pedaço de papel que mantínhamos pendurado na geladeira, que nos dizia quando essa coisa toda de trabalho de parto era para valer: *3-1-1*. Esse era o código, infundido em nós pela médica. Nós deveríamos ir para o hospital quando as contrações acontecessem com três minutos de intervalo entre uma e outra, durassem um minuto cada, e esse padrão durasse por uma hora.

– Talvez – choraminguei – o trabalho de parto seja assim para mim. Talvez eu esteja quase lá. Talvez minhas contrações não cheguem a tão pouco tempo de intervalo. Isso aconteceu a uma pessoa lá no BabyCenter!

Eu queria ser monitorada, assegurar-me de que o bebê estava bem. Ainda o sentia chutar, mas como eu ia saber? Não podíamos ver o que acontecia lá dentro, não conseguíamos acessar os aposentos dele. Isso era o que eu mais odiava na gravidez, e o que eu queria que chegasse ao fim, mais do que qualquer coisa: a falta de transparência. Queria ele aqui fora, onde eu pudesse vê-lo. Mas antes disso, eu deveria passar pelo sofrimento. Antes de ter tudo, deveria passar por isso aqui.

Quando Dustin ligou para a médica de plantão, parecendo tão adulto no cômodo ao lado, tive uma contração e fiz questão de gemer em alto e bom som, para causar o efeito esperado. Todos nos disseram que os médicos consideravam os sons que eram produzidos durante o trabalho de parto ao buscar sinais de progresso. Dustin caminhava de um lado, argumentando com ela. Então desligou e voltou até onde eu estava. A médica de plantão disse que a paciente – eu – deveria passar 24 horas em trabalho de parto sem que as contrações evoluíssem. Só então, ela – a médica – "deixaria" que a paciente fosse até o hospital para ser monitorada. Dustin me informou sobre a situação de forma gentil, sem o desespero que eu achava que a situação merecia. Logo, ele também se tornou o inimigo.

– Não – eu disse, quase me desintegrando.

Eu precisava de uma solução. Sentia que ninguém me ouvia, ninguém me compreendia. A marca de 24 horas em trabalho de parto seria só às seis horas da manhã seguinte – ou seja, dali oito horas. Eu tinha certeza de que não aguentaria tanto tempo. Eu não ia conseguir.

Não sei como atravessei aquelas oito horas, mas basicamente envolveu fazer pequenos acordos comigo mesma. *Aguente até as duas da manhã, e aí veremos. Até três da manhã. Seis da manhã.*

E por todo esse tempo foi só dor, dor, dor. A rotina da dor foi se tornando quase familiar, bem cansativa. Doída.

Ver Dustin reunindo nossas coisas e chamando um carro me deu um sopro de vida. Eram oito da manhã, 26 horas de trabalho de parto. Eu me senti como uma criança prestes a embarcar em uma baita viagem. Tentei não achar graça, sentindo o peso de toda a situação conforme a vivia. Estava partindo em direção a um destino terrível.

Então me deitei na cama, gritando, e Dustin apareceu segurando vários objetos, perguntando se deveria levá-los. Pegou a bola roxa de ioga e eu disse um "não" com a cabeça. Estava decidida, convicta. *Não, não, não.* Eu queria aparecer lá completamente desamparada. Queria que cuidassem de mim. Não haveria mais quiques.

Não tinha imaginado que minha mãe estaria conosco em nada disso, mas lá estava ela, e eu não a mandaria embora. Ela estava quieta, como um fantasma – um fantasma do bem, pairando, sem atrapalhar. Quando ela chegou, às sete ou oito da manhã, disse que tivera um sonho, em que íamos para o hospital sem ela. Interpretei isso como um pedido para que não solicitássemos a ela que nos encontrasse no hospital mais tarde. Não disse nada. Não é que minha mãe me incomodasse estando lá; era mais por eu constantemente me perguntar se ela estar lá me incomodava.

Abrimos a porta e me senti a Miss América enquanto descia os degraus da entrada do edifício. O motorista empalideceu ao me ver, eu percebi. Nós três nos acomodamos no banco de trás, Dustin no meio. Ele se apoiou no meu joelho e se inclinou para a frente, para falar com o motorista.

— Ela está em trabalho de parto — disse, com uma naturalidade quase cômica. — Talvez você ouça alguns barulhos, mas ela não vai dar à luz no seu carro nem nada.

Agarrei a alça de segurança acima da janela do carro, aquela que deve ter sido inventada justamente para mulheres em trabalho de parto. Tive três contrações em um trajeto de quarenta minutos até o hospital, em plena hora do rush. Lidei com elas silenciosamente, como uma profissional. Viramos Houston Street acima, depois West Side Highway. O vento soprava no meu rosto pela janela aberta, me salvando. Eu fechei os olhos e inspirei. Era como se estivesse a caminho do meu primeiro dia na escola.

○○○

O problema de atravessar o saguão do hospital e andar no elevador é que todos ali estão tendo seus próprios momentos. Esta não é a sua história, em trabalho de parto, andando pelo hospital. Ninguém está nem mesmo olhando para você. Tem gente morrendo, ou visitando os doentes, ou se internando para cirurgias, ou recebendo alta após as cirurgias. As pessoas estão aqui para visitar bebês ou ex-esposas, para fazer enxerto na pele. Não há uma música dramática tocando no fundo enquanto você passa pelos seguranças. *Eu vou ter um bebê!*, você quer anunciar, como se o corpo já não fosse o bastante para todos entenderem. Mas ninguém olha para você.

Quando estávamos prestes a explodir pelas portas da ala da maternidade – e não há outro jeito de entrar lá, a não ser explodindo –, minha mãe nos parou.

– Esperem, esperem! – gritou, rindo. – Desculpem, mas quero tirar uma foto de vocês. – Apenas uma pessoa podia acompanhar a mulher em trabalho de parto na triagem, então minha mãe ia voltar para o elevador.

Na foto, estou inchada e enorme, com essa expressão de adolescente, como se estivesse me contendo para não rolar os olhos.

Então tive uma contração, uma reprimenda conveniente a qualquer um que duvidasse de mim e do meu direito de estar ali.

– Você está em trabalho de parto? – perguntou com doçura uma mulher na primeira mesa. Fiz que sim com a cabeça, que estava enterrada em meus braços, minha testa encostada na fria bancada de metal.

Havia outras pessoas, gente que não estava em trabalho de parto, olhando para mim. Não tive muito tempo para pensar sobre elas – possivelmente, pela primeira vez na vida. Sentia tanta dor que não ligava mais para o que as outras pessoas pensavam sobre mim.

Fomos chamados a uma grande sala, com um monte de camas e cortinas. Como estava em construção até pouco tempo, havia escadas e o cheiro de tinta fresca, e logo me preocupei com os efeitos do cheiro no bebê. Fui instruída a entrar sozinha na sala de exames. Alguém me mandou botar uma camisola hospitalar e deixar minhas roupas em uma sacola. A ideia de fazer isso sozinha era ridícula, como se tivessem me deixado com uma chave de fenda e me mandado montar a minha cama de hospital. Mas fiz o que mandaram, mesmo assim, tirando lentamente minha calcinha vermelha de algodão, levantando cautelosamente o pé de um dos buracos e então sacudindo a peça íntima até o outro tornozelo. Olhei para a calcinha no chão, já me sentindo arrasada e me poupando da jornada de me abaixar para pegá-la. Simplesmente a chutei para longe da cama, uma tática clássica. *Uhhhh*. De pé, ali, pelada, perguntei-me sobre a peça que, eventualmente, descobri ser um top elástico que eu tinha que botar sobre a barriga para manter os detectores no lugar.

Finalmente, um monitor. Ele mostraria meus batimentos cardíacos, pressão sanguínea, os batimentos do bebê e minhas contrações. Estar ligada a uma máquina como essa, na aula de parto, era retratado como um estorvo. Mas quando a enfermeira voltou e me ligou naquilo, achei a coisa toda extremamente tranquilizadora, uma evidência concreta da minha experiência subjetiva: *isso está acontecendo, mas você e o bebê estão bem*. A máquina estava um pouco atrás de mim, acima do meu ombro esquerdo, e me deitei na cama e olhei para cima com reverência, esticando o pescoço para ver números piscando em um verde digital. A essa altura, eu não acreditava que algum de nós, nem eu nem o bebê, sairia vivo dali, mas os números discordavam. E tive a impressão de que, enquanto eu os observasse, tudo ficaria bem.

Contei às enfermeiras repetidamente sobre minha gravidez, que tinha sido completamente tranquila – até mesmo perfeita. Estava em trabalho de parto havia 28 horas. Ninguém ligou. Ninguém me deu uma medalha ou arregalou os olhos. Simplesmente assentiam e escreviam no prontuário.

Eu desejava que houvesse uma forma de classificar e expressar a dor mais precisamente do que em uma escala de um a dez. Essa era o pior dor que eu já havia sentido, mas nunca tive meu braço cortado fora. E essa era a pior dor que eu sempre imaginara: ter um membro decepado. Por respeito, guardei o dez para isso. Queria manter o nove para o momento em que o bebê rasgasse minha vagina para sair. Então sobrou o oito. Quis parecer forte, então no início eu disse sete, mas, então, preocupada que não entendessem a gravidade da situação, voltei com o oito.

Tentei comunicar, com um gesto, que eu não concordava com o método deles, com aqueles emoticons amarelos, com legendas em espanhol. DOLOR. Olhei fixamente para aquele sinal, esperando que a resposta viesse dele. MUY DOLOROSO.

Eventualmente Dustin veio e segurou meu braço. Percebi que ele tinha se sentido traído por ter sido deixado lá fora por tanto tempo. Aí perguntaram se residentes podiam vir "checar" como eu estava. Era como eles chamavam isso. Queriam "checar você". O "*você*" significava seu colo do útero. *Você* é seu colo do útero. *Checar* significa enfiar uma mão dentro de *você* – pela vagina – para medir a dilatação do seu colo do útero. Fazem isso com as pontas dos dedos, porque era aí que estávamos, em 2014, cientificamente: as pontas dos dedos eram usadas como unidades de medida.

"Você é um três" significa que o seu colo do útero está dilatado três pontas de dedos. Nas últimas consultas à obstetra, fui considerada fechada. Ou você é "mole e fechada" ou "alta e firme". "Baixa, mole e fechada."

Depois que o primeiro residente me checou, ele tirou a mão e vi que estava coberta de muco e sangue. Conforme caminhava até o lixo para jogar fora a luva, ele mantinha os dois dedos na posição da "medição". Talvez fosse minha imaginação, mas ele parecia um pouco enojado. Eu o odiei por isso, e ainda odeio esse residente de cavanhaque que fingia ser esperto. Até então, nunca tinha sido examinada por um obstetra (homem) e desejo nunca mais passar por isso.

Então veio a segunda residente, que parecia hierarquicamente superior ao primeiro, mas não em humanidade. Ela enfiou a mão e me fez uma coisa horrível, que jamais esquecerei. Enfiou os dedos indicador e do meio lá e os mexeu de todos os jeitos, como se tentasse cavar um buraco em mim. Com alguma hesitação, acreditei que aquele fosse o procedimento correto. Alguém manteve minhas coxas abertas, na postura da deusa, os pés se tocando, enquanto eu me debatia. Eu queria aparecer com placas pintadas e promover uma manifestação contra a forma como aquela mulher estava manipulando minha vagina.

– Ai, meu Deus! – gritei. Ela tirou a mão de mim, satisfeita.

– Você vai sangrar um pouco – ela disse, estalando a luva, pelo que me lembro.

Se me arrependo de alguma coisa na forma como conduzi meu trabalho de parto é de ter deixado duas pessoas explorarem minha vagina em nome da educação delas. E então ter me preocupado com o fato de não terem ficado felizes por eu ser um "três". Eu estava em trabalho de parto por trinta horas. Que se dane o mundo, que se dane a humanidade. Olhei para Dustin, assustada.

– Eles estão com raiva de mim – eu disse.

– É – ele respondeu.

Eu os decepcionei, sou uma tola, a pessoa que aparece no hospital cedo demais, pensei. Os profissionais de medicina voltaram, suspirando. Vi minha obstetra, por um espacinho entre as cortinas, no corredor, conversando com as enfermeiras. Ela usava um vestido e saltos altos, e estava de óculos, segurando um monte de pastas cor de creme, dando conta de tudo. Eu a odiei por viver como alguém profissionalmente ativo, enquanto eu passava por isso.

A residente que abrira meu útero com a mão voltou e anunciou:

— A Dra. R. marcou sua indução para as quatro da tarde.

Dustin ficou indignado.

— Ah, é mesmo? – disse ele, sarcástico. – Que gentil da parte dela nos avisar!

Normalmente eu sairia de perto dele e fingiria não o conhecer, mas naquelas circunstâncias, isso não era uma opção.

A residente médica deu risinhos constrangidos e encolheu os ombros, como se dissesse "Sinto muito, mas é assim que as coisas são". Eu queria me enfurecer, mas o que poderia fazer? Recusar a indução? (Escrevi isso como uma piada e, até agora, tem uma parte em mim que tem certeza de que alguém com mais convicção teria feito isso.)

A mais gentil das enfermeiras, alta e alegre, de meia-idade, veio até minha cama e falou suavemente, como se conspirasse comigo.

— Ei, você já comeu alguma coisa? Quando você der entrada, não poderá mais beber nem comer nada, então talvez seja uma boa ideia ir almoçar e então voltar!

Aquilo era novidade. Imaginei a mim mesma caindo de cara em um bufê indiano, e então destruindo tudo com a força de minha fúria por ter nascido mulher. Em vez disso, agradeci o conselho e assenti obedientemente.

— Certo, acho que vamos fazer isso!

Levei o que pareceram dez anos para me vestir de novo. Quando estávamos saindo, a enfermeira me deu tapinha no ombro e, rindo, disse-me para tomar uma taça de vinho e comer um caviar. Então Dustin e eu nos aventuramos lá fora, no dia que, inexplicavelmente, vinha acontecendo sem nós.

Não muito longe da porta, começamos nossa rotina já batida de "O que você quer comer?". A dificuldade era maior hoje. Não queria caminhar até longe, mas também não queria ficar parada. Eu queria não existir. Homens de terno estavam pelas ruas, em seus horários de almoço. Passamos por uma *delicatessen*, que parecia ser a única opção. Tudo estava com uma cara péssima. Pedi um *bagel* simples com *cream cheese*. Obriguei Dustin a comer também. Ele pediu um sanduíche, no qual nem tocou. Na esquina da Fifty-Eighth Street com a Amsterdam, uma contração. Eu me apoiei contra a parede de tijolos e me curvei até os joelhos. Atravessamos a rua para o hospital e subimos alguns degraus, e um segurança me disse que, assim que atravessássemos a porta, eu poderia ser levada em uma cadeira de rodas. Mas eu não queria a cadeira de rodas. Queria ser capaz de caminhar até que minha dor passasse.

– Já está de volta? – disse a enfermeira de antes, e fiquei com a sensação de tê-la desapontado. Eu não tinha caminhado o bastante. Não tinha comido caviar.

Depois fomos enviados para um quarto de parto. Minha nova enfermeira se chamava Kathleen, e era mais nova e mais gentil, e estava grávida também. Ela me fez uma série de perguntas, lendo de uma prancheta. "Você está em uma relação abusiva?" *Só comigo mesma*, pensei. Kathleen estava orgulhosa, parecia, com a minha gravidez sem complicações. Ou era eu quem estava orgulhosa, marcando as opções: não, não, não. De um jeito ou de outro, havia orgulho naquele quarto. Havia um sentimento de que, finalmente, eu era "das boas".

Kathleen disse que ia começar meu intravenoso. Perguntei se podia receber, em vez disso, um tampão de heparina, que era como um IV, mas em vez de ficar presa a bolsas e máquinas, é só um tubinho enfiado em uma veia na sua mão, tampado, pronto para a medicação. Ela disse que, se eu quisesse uma peridural, precisaria de IV. Respondi que não achava que fosse querer a peridural. Ela se surpreendeu. E eu me surpreendi por ela ter ficado surpresa.

– Certo – disse Kathleen, contendo-se, mas se eu *resolvesse que queria* uma peridural, precisaria de um saco inteiro de soro fisiológico antes, o que levaria cerca de 45 minutos. Algo nesses 45 minutos me enervou. Em algum canto obscuro da minha mente, percebi, eu vinha me consolando com a possibilidade de um alívio instantâneo. Não que fosse aceitá-lo, mas saber que tinha essa opção se eu precisasse era o que tornava a dor suportável. Eu estava *escolhendo* senti-la.

A enfermeira Kathleen disse que precisava perguntar se eu podia receber um tampão de heparina. Ela pareceu um pouco incomodada com isso.

– Certo – eu disse, baixinho. – Você pode perguntar?

Ela fez que sim com a cabeça e saiu.

Então é por isso que as pessoas têm doulas, pensei. Eu teria que ser minha própria doula, seguir garantindo meu direito de ter um parto livre de medicamentos. Mentalizei os mandamentos de nosso documento do Google, "Prioridades do Parto", para me fortalecer. *Tampão de heparina. Monitoramento intermitente. Não receber medicação para a dor a não ser que seja absolutamente necessário.*

E nesse momento veio uma contração particularmente forte. Curvada pela dor, peguei-me estudando os armários de medicamentos. Vi aquele que tinha recebido uma etiqueta, "GANCHOS AMNIÓTICOS". Vi pilhas do que pareciam grandes agulhas de tricô embrulhadas em celofane. Parte de mim quis tirar uma foto, mas quando você está em trabalho de parto, não carrega a bolsa.

Eles iam romper minha bolsa amniótica com uma agulha de tricô. Eu sabia que ia acontecer comigo. Eles tinham me avisado na triagem. As enfermeiras disseram que seria o primeiro passo que o médico daria para fazer com que o parto progredisse. Parecera uma boa ideia em um plano abstrato, mas agora, imaginar a cena de me deitar e deixar que alguém enfiasse uma coisa dessas dentro de mim me deixou enjoada e furiosa. Permitir a invasão – a violação – junto com a dor era demais. Fiquei olhando fixamente para os lençóis hospitalares brancos, e então para o armário. Senti minhas pernas ficando fracas. Assim que a enfermeira Kathleen voltou ao quarto com o tampão de heparina, eu me levantei e, quase sem pensar, disse:

– Na verdade, quero a peridural.

Dustin olhou para mim.

– Tem certeza? – perguntou, em seu tom de voz de parceiro de parto que me apoiava sem perder a firmeza. – Isso não é o que conversamos. – Ele pôs a mão sobre a minha, e me olhou bem dentro dos olhos. – Não era isso que você queria.

– Eu não queria nada disso – respondi bruscamente.

Minha vontade era fazer aquilo sem ajuda, sim. Eu tinha comprado a ideia do parto normal. Queria um "trabalho de parto e um nascimento naturais" por razões que, agora que eu estava vivenciando o parto normal, eu não me sentia tão convicta. Uma pessoa diferente tinha estabelecido a meta, alguém que estava apegada à ideia de "estar presente" e "viver toda a experiência" antes de saber como seria realmente a experiência. Alguém que, ao bolar seu plano precioso, não imaginava isso. Será que eu estava levando aquilo adiante apenas por minhas expectativas altas demais, meu orgulho teimoso, a fim de provar a todos – especialmente a mim mesma – que eu era capaz? Eu sabia, também, que estava com um medo profundo de tantas coisas, e que eu tinha imaginado que, se eu sentisse tudo – cada sensação terrível –, que eu poderia conseguir um resultado melhor. Imaginei que se eu conseguisse aguentar toda a dor, aceitá-la e deixá-la "ser", "fazer amizade" com ela, observá-la, seria, de alguma forma, recompensada. Direito de me vangloriar? Transcendência corpórea? Confiança em mim mesma para o resto da vida? Eu não sabia bem, mas outras mulheres tinham me prometido tudo isso, intencionalmente ou não. Agora meu perfeccionismo teimoso recuava a cada contração. A dor eclipsara todas as mensagens de merda que eu tinha internalizado. Eu não me importava mais.

As pessoas falavam na necessidade de "surfar nas ondas" das contrações, submetendo-se à dor e deixando que ela tomasse seu corpo. *"Tente olhar bem a dor e ver como ela é... imagine que está vendo a sensação com uma lente de aumento. Estude lentamente os limites da dor... a sensação tem alguma cor ou textura?"*. Eu podia ver a sabedoria deste conselho.

Eu acreditava nele, mas não conseguia executá-lo. Não conseguia continuar lutando contra meus instintos – minha personalidade, talvez, ou algo mais elementar –, que se encolhiam diante da dor e da dificuldade. Eu estava fora de mim, exausta, desesperada por um fim. Isso tinha ido longe demais. O que poderia ser mais natural do que o fim? Eu era um cadáver desidratado no meio do oceano, inchado por conta da água salgada. Pelo amor de Deus, me prenda, cara, me leve de helicóptero para longe daqui.

Que se dane essa merda, pensei. *Tragam a cascata de intervenções*. E fui atendida.

Logo a equipe da peridural assumiu, com suas toucas de banho cheias de desenhos e tênis e relógios caros e óculos de armação preta, corpos tonificados – os anestesistas, ao que tudo indica, são os únicos médicos que realmente se parecem com os médicos da TV. A energia na sala mudou imediatamente. Antes que eles entrassem, eu era um tronco de árvore decrépito, perdido no mar, sendo arrastado e batido pelas ondas, e minha mãe, meu noivo e a enfermeira acenavam para mim do litoral, sentindo-se desamparados e horrorizados, testemunhando tudo aquilo. Depois que o time entrou, meu corpo era algo a ser vencido, uma guerra a travar.

A simples palavra *peridural* me enchia – e ainda enche – de pânico. Obviamente, a peridural é algo rotineiro, mas também é, como eles foram legalmente obrigados a me lembrar, um procedimento cirúrgico. Era por isso que usavam as toucas de banho. Recebi uma também, com toda minha dor. Ninguém garantiu que todo meu cabelo fosse perfeitamente enfiado ali dentro, e pensei bastante nisso quando eles começaram a trabalhar em mim. E se um fio de cabelo caísse na minha coluna vertebral? Eles conversavam rápido, todos bêbados de poder, ligeiramente maníacos. Eu me senti como se estivesse sendo induzida a algo (eu estava), como se talvez eu tivesse sido corajosa por escolher isso, por escolher o alívio, por fazer o que eu queria, apesar de ter medo. Tipo: *"Aqui vamos nós"*.

A enfermeira pôs um travesseiro no meu colo, embaixo da minha barriga muito grávida, e pediu que eu arqueasse as costas para que meu corpo, da cintura para cima, formasse um C. Ela pôs Dustin em uma cadeirinha na minha frente, no nível dos olhos. Foquei nele. Nunca foquei e me curvei tanto. Dava para expulsar o bebê de lá de dentro, com o quanto que me curvei. Os médicos passaram iodo e sentiram minha espinha. Tive medo de que estivesse gorda demais para que eles encontrassem minha vértebra, e lutei contra o ímpeto de perguntar a eles se estavam absolutamente certos de que haviam assinalado como alvo o lugar certo. Eles usaram uma caneta permanente para marcar onde me furariam – eu vi o local alguns dias mais tarde, quando estava de pé e andando. Havia também um hematoma. Um hematoma na minha espinha! Tem algo visceralmente perturbador nisso, não tem? Consegue sentir a ferroada na sua espinha? Está prestes a desmaiar? (Aham, eu também.)

Então eles enfiaram uma agulha enorme nas minhas costas. Tive um reflexo de me esquivar, e aí tive certeza de que acabara de causar minha própria paralisia. A primeira agulha serve para anestesiar a pele, e então uma agulha bem maior e oca entra em ação. Ela tem um tubinho minúsculo que é injetado no espaço próximo à medula espinhal. Parece que não era para sentir isso, mas senti totalmente. É como se alguém grampeasse suas costas, só que bem fundo, dentro de você. Mas você não pode se mexer, ou ficará paralisada.

Cravei meus olhos em Dustin e cedi a um suor de nervoso, de medo. Eu estava em algum tipo de guerra, não estava? Aquele era o meu momento, meu grande teste, e eu estava me saindo bem. Eu salvaria o mundo. Exceto por eu não estar salvando o mundo. Eu estava fazendo a coisa mais banal do mundo. Estava passando por uma merda de um parto.

O médico falou comigo por trás do meu ombro.

– Certo, vou injetar o remédio agora. Talvez você sinta um choque percorrendo suas pernas, quase como se pusesse o dedo em uma tomada. – *O quê?*

– Tá bom – assenti.

Então minhas pernas, que pendiam da lateral da cama hospitalar, dispararam pelo ar, uma em cada lado de Dustin. E, sim, um choque elétrico percorreu meu corpo. Foi horrível.

– Nossa, você não estava brincando.

Então fizeram o curativo e me disseram para deitar sobre as costas. Tipo *"deite em cima do tubo que está serpenteando perto da sua coluna – e não pense nisso nem por um segundo"*. Foi realmente difícil no começo, assim como qualquer coisa relacionada à espinha, de acordo com o que penso, deveria ser.

Minhas pernas, a essa altura, eram apenas dois grandes pedaços de carne ligados ao meu corpo. Como quando o pé adormece, mas com toda a região abaixo da cintura. Seu subconsciente grita que algo está terrivelmente errado: *não consigo sentir minhas pernas!*

Tentei movê-las para me assegurar de que ainda era capaz, para fazê-las voltarem a existir. Não funcionou. Arrastei minhas imensas pernas adormecidas pelo papel farfalhante do hospital, e elas ficaram no lugar. Olhei para o monitor. As minhas contrações estavam fortíssimas, aparentemente. A linhazinha irregular na máquina atingia picos e mais picos, e eu não sentia nada. Com o desligamento de meu corpo concluído, pedi meu iPhone.

Dustin o desencavou da bolsa que havíamos feito e então mandei mensagens de texto para um grupo de amigos que eu havia criado especialmente para a ocasião. Todos mandaram linhas e linhas de emojis doidos quando escrevi, antes, que estava em trabalho de parto, mas quando entrei de novo, Halle me respondeu dizendo que estava apavorada porque eu não tinha dito mais nada desde o dia anterior. Eu disse a eles que havia passado por um inferno, então pedi à mamãe que tirasse uma foto do saco de urina pendurado na lateral da minha cama, para que eu pudesse mandar para eles. Prova de vida. Prova de que eu mantinha meu senso de humor, e que, consequentemente, eu ficaria bem.

Logo minha obstetra veio para romper minha bolsa amniótica. Aquele gancho! Eu abri minhas pernas, ou deixei que as abrissem – pelo que pareceu mais uma em um milhão de vezes naquele dia – da forma como eles preferiam: os calcanhares se tocando, os joelhos dobrados, as pernas formando um diamante.

Não me lembro de nenhum grande som de balão amniótico explodindo, mas me lembro de algo morno se alastrando por mim e embaixo de mim. Era como se eu tivesse sentado numa cuia de canja de galinha. Era mais do que fazer xixi. E continuava acontecendo, por horas. Eu mudava de posição, e sentia mais aquele calorzinho descendo. Aquilo fez eu me sentir plena, eu era abundante por dentro. De líquido amniótico. E então as contrações realmente começaram a subir. Aquela linha no monitor formou uma série de ondas com vales e picos de variadas inclinações. Agora elas subiam e estabilizavam, mantendo-se altas, apoiando-se na dor que eu sabia que estava acontecendo, mas eu não sentia.

Até que eu senti. *Até que eu senti.*

Aqui estava a dor lancinante novamente, como um monstro que tinha misericordiosamente passado por mim só para sentir meu cheiro e voltar batendo em tudo pelo corredor abaixo e me encontrar escondida em algum armário. Agarrei as barras da minha cama hospitalar como se pudesse me puxar para fora daquilo. Ainda estava anestesiada por toda parte – exceto, inconvenientemente, no lado direito do útero – então, não conseguia me mexer. Eu tinha passado pelo pesadelo pessoal da peridural, já tinha saído mentalmente da batalha das contrações, e lá estavam elas, me perseguindo. Era como passar pela dor de romper com alguém e, justo quando você pensava estar livre, ele aparecesse na sua casa e, não sei, atirasse facas no seu útero?

Gritei na cama do hospital, contorcendo-me o tanto quanto era possível naquele corpo adormecido. Os anestesistas vencedores voltaram – uma mulher asiática de quem eu queria ser amiga entrou no quarto batendo palmas e declarando que eles me dariam a cobertura para a dor que eu merecia. Fiquei animada com isso. Finalmente alguém se preocupava com justiça. Fiz que sim, e sim, e sim com a cabeça. Era um ato feminista, a busca da minha cobertura para a dor. *Isso aí, me sirvam o que têm de melhor!* E eles fizeram isso. E de novo. E de novo. E de novo. Eu estava flutuando em uma piscina de medicação, lidocaína bloqueando os estímulos nervosos, Tylenol, Sudafed e soro fisiológico.

E ainda assim a dor persistiu. O resto de mim só ficou mais anestesiado. Exceto por cerca de trinta centímetros quadrados, onde parecia que algum demônio (do sexo masculino, com certeza) estava me fazendo em pedacinhos de dentro para fora com uma picareta. Minhas contorções e lamentações evoluíram para gritos. Algo sobre estar presa na cama, incapaz de me mover e tomada por uma dor terrível (após ter pensado que a dor já tinha sido solucionada) me fez querer morrer, sinceramente. Eu espiava por entre meu cabelo e os suportes da cama hospitalar e via vários atendentes ali, impassíveis, me olhando. Meus batimentos cardíacos estavam nas alturas. Psicologicamente, eu estava no extremo.

– Quero morrer! – gritei repetidas vezes para eles, mas ninguém fez nada. Era como algum tipo de pesadelo, um desses em que você grita, mas ninguém te ouve.

– Amor, isso é normal – disse Dustin, debruçando-se sobre mim na cama. Ele tentava me acalmar, me garantir que tudo ficaria bem. Agarrei desesperadamente a mão dele.

– Não é não – respondi, olhando para ele, suplicando que ele ouvisse o que eu estava dizendo.

– É sim – disse ele, o rosto próximo ao meu. Traidor.

— Não está tudo bem — sibilei. — Eu quero morrer! Eu quero morrer!

Rolei na cama como uma criança. A cara de bravo dele só me fez sentir mais maluca ainda. Eu me senti presa na experiência subjetiva do meu corpo, desejando ter uma varinha mágica para dar a eles a minha dor, por um segundo que fosse. Aí todo mundo me levaria sério. Era como se eu estivesse me afogando e todos estivessem assistindo, a alguns metros dali, sem fazer nada. Apenas esperando que eu me acalmasse.

Então minha obstetra entrou e anunciou que queria me "checar". Era uma mulher negra de um metro e meio, que usava o cabelo partido ao meio e preso em um rabo de cavalo. Seu jeito objetivo, inteligente, nervoso e seguro sempre fazia as coisas, como exames mamários, serem menos constrangedoras.

Quando começou outra contração, ela me deu uma rápida palestra sobre como às vezes as pessoas simplesmente tinham um "ponto cego" em relação ao alívio da dor, e que, nesse caso, não havia peridural que adiantasse. O profissionalismo dela começou a me parecer uma apatia cruel. Eu a interrompi diversas vezes para gritar, mas ela continuou falando, mesmo assim, sem sequer perder o fio da meada. Ela estava acostumada a gente como eu, imune aos gritos. Começou a me examinar, e quando ela me instruiu, no meio da contração, a "relaxar ou ela não poderia fazer o exame", pensei sobre o anúncio de casamento dela, que eu tinha achado enquanto pesquisava o nome dela no Google. Dizia que ela tinha encontrado o amor, pela primeira vez, aos 43 anos. Fiquei encantada com aquilo, sempre me senti tentada a perguntar sobre o assunto, mas agora só considerava aquilo a confirmação de que ela jamais esteve em trabalho de parto e, assim sendo, não fazia ideia do que estava acontecendo no meu corpo e na minha mente. Eu me encolhi para dentro de mim mesma. Estava sendo esmurrada. Eu me senti uma mulher maluca, existencialmente solitária, subindo pelas paredes. Então veio uma estranha e ingrata solidariedade com todas as mulheres. A certeza de que estamos amaldiçoadas.

– Me apaga! – gritei para a médica quando outra contração começou. Estava brincando, mas a piada foi eu ter dito isso em voz alta. Nunca tinha sido tão sincera em um pedido.

– Nós não vamos fazer isso. – A médica deu um risinho, trocando olhares com a enfermeira. Em meio à dor, olhei para ela por um espacinho entre os trilhos da cama. O alarme do monitor dos meus batimentos cardíacos começou a soar, fazendo com que o quarto parecesse o interior da minha mente, e uma nova tropa de gente de touca de banho apareceu, todos muito preocupados com o meu coração quando deveriam estar preocupados com a minha dor.

Querer seguir sem a peridural era uma coisa; recebê-la e ela falhar completamente era outra bem diferente. Aquilo era injusto. Foi traumático. *Meu corpo idiota*, pensei. *Meu gênero terrível. As limitações da medicina. Do sexo. Da humanidade. Vão todos se foder. Eu não mereço isso.* E eu realmente me sentia assim. Ainda me sinto. É claro, externamente eu só assentia, movia todo o meu ser com dificuldade e sentia um pequeno fiapo de esperança. Então medo. Então esperança. Então dor, dor, dor.

Minha família ainda estava ali comigo, mas eu estava sozinha, sem ter como escapar de meu próprio corpo.

Eu não queria passar por outra peridural, mas no perigoso espetáculo deste nascimento, este era o prêmio que aguardava atrás da cortina. O lado esquerdo do meu corpo estava pesado e eu mal o sentia. Toda a peridural extra definitivamente se acumulava nesta área. Nós balançamos meu corpo para a frente e para trás – digo "nós" porque de jeito nenhum eu conseguiria fazer isso sozinha –, na esperança de que a peridural chegasse ao lado direito. Isso não me pareceu muito científico. E não funcionou.

Logo outro médico veio e tentou me acalmar. Um profissional mais velho. Fui posta em posição sentada e debruçada sobre meu travesseiro do hospital, olhando para Dustin de novo. Mais uma vez, receber a peridural me encheu de um horror visceral, mas em minutos minha dor desapareceu.

Minha obstetra voltou para me examinar apropriadamente. Ela tateou, cutucou e empurrou objetos desconhecidos dentro de mim, tentando achar a cabeça do bebê.

Ah, sim, o bebê. Ele estava lá dentro durante tudo isso. Pensar nisso agora parece bizarro. O tempo todo a coisa foi focada em mim, meu corpo, minha dor. Parte de mim – a maior parte – não acreditava que eu chegaria a vê-lo. Com certeza, não em vida.

Pouco depois a doutora R. se levantou e segurou o topo da prancheta com abas nas mãos. (Ela tinha uma prancheta? Todos pareciam ter uma. Todos pareciam ter as respostas para o meu problema escritas naquelas pranchetas, sempre fora do meu alcance.) Ela me disse, em um tom que imagino que fosse normalmente reservado para os parentes, que seu ente querido estava morrendo, que meu canal endocervical não tinha se movido. Eu ainda era um três, ou quatro, ou cinco, não me lembro. Não fazia diferença. O que quer que eu fosse, não era o suficiente. Pior ainda, a cabeça do bebê estava "flutuando". Isso não era bom. Meu filho estava boiando dentro de mim, com a cabecinha fora d'água. Ele não queria fazer a viagem. E eu poderia culpá-lo?

– Talvez ele esteja preso – ela disse. – Não temos como afirmar, mas se a cabeça dele estiver encaixada na sua pélvis, pode estar esmagando seus ligamentos e provocando essa dor excruciante que você está sentindo. – Conforme ela falava, eu a senti de novo: a dor aparecendo, como se escuta as chaves na porta antes que alguém entre. – E as peridurais cobrem dor, não pressão – ela me disse, explicando que era possível que a cabeça do bebê – e isso era apenas uma conjectura, claro – estivesse batendo na parede direita do meu útero e pressionando meus ligamentos, gerando puxões em todo o lado direito do meu corpo com as contrações.

Não havia nada que eles pudessem fazer quanto àquilo, de fato. O que senti, no entanto, foi dor, sem dúvida. A pior dor que já senti. Possivelmente a dor dos meus ligamentos sendo arrancados dos ossos da minha pélvis? Claro.

A doutora já tinha mencionado essa possibilidade em uma das últimas consultas pré-natal, quando viu Dustin, que, com um 1,87 metro de altura, tem, no mínimo, uns trinta centímetros a mais do que eu.

– Talvez haja um conflito genético – ela disse, analisando, o que significava que uma criança que herdasse a altura de Dustin poderia tentar sair da minha pélvis. – Quanto você calça? – ela me perguntou.

– Trinta e seis.

Ela recebeu minha resposta com um risinho, sacudindo a cabeça.

– Em teoria, o tamanho da sua pélvis está relacionado ao tamanho dos seus pés – ela disse. – Isso é coisa das parteiras antigas.

Fiquei encantada com a informação naquela tarde, mas pensar nela, agora, deixou-me furiosa. *Eles podem medir a espessura do tubo neural do bebê 11 semanas após a concepção, mas não podem me dizer se a cabeça dele vai passar pela minha pélvis? Para quê serve a ciência?*

Foi então que eles começaram a olhar para o relógio da parede e a consultar seus relógios de pulso. Foi exatamente como todas as defensoras do parto normal previram que seria: outras pessoas estavam impacientes com o meu sofrimento. Exceto que, agora, eu também estava impaciente com meu sofrimento. Minha obstetra, que normalmente falava muito rápido, cruzou os braços e começou a falar com sílabas arrastadas.

— Booooommmm, a uma cerrrrrta altura temos que paraaaaar e nos questionaaaar...

Ela me deu duas opções. Uma era começar a ocitocina, um medicamento que induz o trabalho de parto, mas também aumenta a intensidade das contrações. Se minhas contrações fossem fortes o bastante, aí, quem sabe, o meu bebê, que vinha sendo espremido por dias, fosse forçado a descer. A outra opção era eu fazer, você sabe, a coisa. Aquela coisa que as mulheres em trabalho de parto devem evitar a todo custo. O fracasso. A intervenção que dá fim a todas as intervenções. A cesariana. A escolha era toda minha.

A essa altura, eu queria desesperadamente que alguém me amarrasse e desse um fim ao meu sofrimento, mas também a vaca teimosa em mim não admitia falhar no parto. Não queria falhar ao *dar à luz*.

— E se você me induzir — eu disse, por detrás de uma muralha de dor — e não der certo? O que, provavelmente, não vai dar, se a cabeça dele estiver presa?

— Bem, eu não diria provavelmente. Meu palpite é de que ele está preso, mas não temos como saber. Mas, sim, você ainda acabaria fazendo uma cesariana. Mas não posso afirmar que isso vai acontecer de um jeito ou de outro.

— Certo — respondi. — Então a gente deve tentar a ocitocina, né?

— Não posso te dizer o que fazer — ela disse. — Não é o meu corpo. — *Se ao menos fosse*. — Mas se optarmos pela ocitocina... — E ela continuou movendo a boca e emitindo sons enquanto eu sentia as contrações vencendo a segunda peridural. — ... E isso poderia significar mais horas de contrações, e aí viria a parte em que você teria que fazer força...

A ideia de ficar desperta mais 12 horas e só aí fazer força, de fato, era insuportável. Olhei para Dustin.

— O que você acha? — perguntei, supliquei que ele me dissesse. Ele estava perdido também.

— O que você quiser fazer, eu vou apoiar. É o seu corpo.

Eu odiava aquilo. Queria que parassem de me lembrar. Eu tinha que suportar a agonia física. Alguém podia, pelo menos, se responsabilizar pela aritmética mental.

Eu queria tanto a cesariana. Queria como alguém quer um copo de água na casa de um estranho, mas rejeita, por algum motivo. Eu queria do mesmo jeito que você quer que alguém enfie um dedo na sua bunda durante o sexo, mas você jamais pediria. Eu estava pensando como uma mulher. Estava na situação mais essencialmente oprimida e feminina em que estive, e, acima de tudo, estava oprimindo mentalmente a mim mesma.

– Eu devia tentar a ocitocina, né? – Olhei, em pânico, para todos ao meu redor. Queria saber a opinião sincera de todos. Queria saber o que pensariam de mim, de um jeito ou de outro. Eu tomaria a decisão e eles me julgariam internamente? Pensariam: *Bem, definitivamente essa era a opção errada, mas tudo bem!*

– Não podemos te responder – diziam.

Minha médica, por trás da prancheta, encolheu os ombros, claramente ficando impaciente. Eu a encarei e não disse nada. Ela não me ofereceu tempo para pensar. Apenas dizia que não era uma emergência. E ainda assim, o relógio continuava correndo. Era uma emergência do capitalismo, todos estavam meio cheios de toda a minha merda. Para a sorte deles, eu também já estava cheia da minha merda. Completamente. Eu queria a cesariana.

– Mas a recuperação! – eu disse em voz alta.

Eu sabia que deveria pensar sobre o assunto, ser assombrada por ele; teoricamente, era o que impedia que você se "rendesse", mas, maldição, se eu pudesse pensar um pouco além da dor do presente.

Outro coro de "A escolha é sua". Eu tinha uma fralda cheia de gelo na testa para combater uma febre baixa que começara algumas horas antes e não cedia. Ela ficava escorregando. Todos me olhavam, esperando. *Se ao menos eu não tivesse que tomar essa decisão de vida ou morte com uma fralda na cara.*

Imaginei como seria morrer durante a cirurgia. Sangrar até a morte ou algo tão horrível quanto. E se eles fossem me cortar para me abrir e acidentalmente cortassem o bebê? Isso acontece. Ou aconteceu, o que, na minha mente inquieta, dava no mesmo.

Seria minha responsabilidade. *Ela morreu durante a cesariana. Bem, ela quis assim, então...* Eu me tornaria um argumento para que grávidas não fossem para o hospital antes do 3-1-1. Um caso discutido em aulas de parto por todos os lados. Ina May Gaskin escreveria sobre mim nas edições atualizadas de seu livro.

Mas então alguma parte de mim mudou. Não sei bem qual. A parte responsável por *Você não tem tempo para toda essa merda*. A mesma de: *faça o que você precisa fazer e que se foda todo mundo, foda-se o que todos pensam*. Esta parte de mim se levantou. Senti, pelo que pode ter sido a primeira vez, uma convicção quase religiosa: era hora daquilo terminar.

– Tá bom, vamos fazer a cesariana.

– Certo! – disseram todos, assentindo.

Foi como se eu tivesse acabado de mostrar a estratégia de um grande jogo ao time e todos batessem palmas e saíssem correndo. Aconteceu tão rápido quanto. Assim que eu disse "cesariana", fiquei, pela primeira vez, genuinamente empolgada para estar com meu bebê, como se toda essa coisa de parto normal, atirada pela janela há muito tempo, tivesse sido uma espécie de bloqueio. A neblina dispersara e finalmente faríamos o que viemos fazer aqui.

A doutora R. disse que ia escrever meu nome no quadro de cirurgias, o que atiçou minha imaginação graças aos seriados de TV, e ela devia saber disso. Então eu estaria "agendada". Tive a impressão de que talvez aquilo não acontecesse tão rápido, e que eu teria a oportunidade de me acostumar com a ideia – ou seja, surtar, pesquisar no Google, no meu iPhone, entre as contrações, fazer com que Dustin me consolasse, descobrir se ele achava que tinha sido a decisão certa, pedir desculpas a tempo caso eu tivesse simplesmente me voluntariado para morrer. Eu estava caminhando na prancha do navio pirata? (Eu estava sempre caminhando na prancha.)

No que pareceram trinta segundos depois, um monte de gente entrou no quarto. Eles desligaram fios e tubos de mim. Acho que puseram meu saco de xixi entre as minhas pernas. Acho que me transferiram para uma cama móvel, mas não me lembro. Foi tudo tão rápido nessa "não emergência".

Apenas uma pessoa poderia me acompanhar dentro do centro cirúrgico, anunciaram as enfermeiras no corredor. Quem seria? Dustin levantou a mão.

– Eu. – Ele estava tão sério e certo daquilo. Minha mãe se apressou para me alcançar na cama, pôs a cabeça perto da minha e disse que estava muito orgulhosa de mim.

– Você vai ter um bebê – ela disse. – Você tomou a decisão certa.

Eu encolhi os ombros, mas ela foi enfática. Não pedi a opinião dela no quarto de parto, mas talvez eu devesse ter pedido. Ela chorou, me beijou e disse que nos veríamos em breve, e ouvi alguém chamando o Dustin para que ele fosse se vestir. Eles me levaram e atravessamos portas duplas, exatamente como na TV. Todos estavam felizes, e eu fiquei feliz também. Não estava mais sendo oprimida. Estava libertando a mim mesma da tirania do corpo.

Realmente me senti assim, tipo, o homem triunfa sobre o homem. Ou o homem triunfa sobre a mulher. Sobre a natureza. E o que era a natureza, afinal? A natureza era cruel, indiferente à minha dor. A natureza precisava da intervenção humana. Ciência, tecnologia, medicina. A ocasião exigia isso. Como eu podia ter pensado de outra forma?

E lá estava eu, no centro cirúrgico. Eu não conseguia acreditar em como era real a sensação de estar em um centro cirúrgico. Frio, luzes fortes, antisséptico, as pessoas indo de um lado para o outro e conversando. Era como estar presente em minha própria morte, exceto que, aqui, vez ou outra, alguém me fazia alguma pergunta.

– Você está sorrindo de novo – falou a médica. – Acho que está se sentindo mais você mesma.

Fiquei olhando para o teto e pensando sobre personalidade, ponderando se a dor tinha me tornado mais eu mesma, ou menos.

Elas me disseram que iam me transferir da cama móvel para a mesa. *Ai, meu Deus*, pensei. Do umbigo para baixo, eu estava petrificada. Elas me orientaram e eu disse:

– Acho que não posso ajudar!

– Não tente nos ajudar!

Aí ela e outra mulher baixinha me levantaram – na verdade, rolaram-me – para a mesa de operação. Eu as ajudei a ajeitar meu meio-cadáver no centro. Era uma mesa perturbadoramente estreita. Como as pessoas precisavam de acesso ao meu corpo, acho que fazia sentido.

Elas iam me preparar primeiro, e então deixar que o "pai" entrasse. O pobre e doce pai, preso no corredor em algum lugar. Estavam botando a bata cirúrgica nele, tornando-o um arquétipo? "O Pai no Nascimento de seu Filho." Disseram que não queriam que o pai visse a preparação. Queriam que tudo estivesse pronto, coberto e escondido antes que ele entrasse. *Legal*, pensei, mas também, *Por que poupá-lo?*

Alguém falou comigo de um lugar fora do meu campo de visão.

– Às vezes eles ficam enjoados – disse a voz. – O papai tem algum problema com isso, mamãe?

Quem eram esses "Mamãe" e "Papai" sobre quem as pessoas estavam falando?

– Não – eu disse, tentando defender a reputação dele. Então lembrei que, de fato, ele enjoava, ou era o que ele me dissera. – Na verdade, é difícil dizer – acrescentei. – Nunca fizemos isso.

Todo mundo riu. Talvez fazer piadas enquanto estava ali, em cima de uma mesa cirúrgica, nua, me ajudasse a dissociar. Uma mulher estava raspando meus pelos púbicos com um barbeador elétrico. Pensei em perguntar a ela se recebia gorjetas, mas achei melhor não.

Quando foi que entrei no cenário daquele horripilante hospital governamental de ET? Era horrível, mas me senti em paz, como se, finalmente, houvesse alguém cuidando de tudo. Isso eu podia suportar.

Havia um novo anestesista, e ele me apresentou sua assistente. Ela era do sul, bonita, jovem, e estava em seu primeiro dia de retorno após a licença-maternidade. Sua filhinha tinha quatro meses agora. Ela sentia saudades, mas estava feliz em voltar. Acabou fazendo uma cesariana também, como me contou.

– Você vai sentir umas coisas realmente esquisitas, tá? – ela disse. – Digo, esquisitas *mesmo*. É tão estranho. Mas logo, logo vai conhecer seu bebê. É tão empolgante!

Fiz que sim com a cabeça, concordando. Ela era minha nova mãe. Eu tinha que me controlar, por ela.

Pressão. Você sente pressão. Como é possível, sentir pressão, e não dor? Eu podia senti-los apertando minha barriga de grávida. Falei para a mulher, a nova mãe, que me sentia estranha deitada de costas.

– Eu sei! É estranho, né? – Ela riu. – Mas é assim mesmo.

Você não deve se deitar de costas durante a gravidez porque o bebê pode se acomodar sobre a sua aorta e comprimi-la, diminuindo o fluxo de sangue em ambos. Imaginei como seria passar por tudo isso só para que o bebê morresse porque eu estava deitada de costas na mesa cirúrgica.

⦿ ⦿ ⦿

Antes que Dustin entrasse, eles penduraram um lençol que bloqueava minha visão do meu corpo nu e minha barriga protuberante. Meus braços estavam abertos, a mesa na forma de um crucifixo. As drogas me fizeram tremer. Eu estava alegre e com medo e muito, muito empolgada, tudo ao mesmo tempo. Meus dentes rangiam. Meus braços se debateram na mesa de crucifixo. Perguntei se isso era normal. Era totalmente normal. Eles disseram que era parcialmente hormonal, parcialmente pela medicação. Eu ficava me desculpando. "Não, querida, não. Isso acontece. Tudo bem". Treme-treme-treme. Tentei tratar meu corpo como um experimento científico, flutuar acima dele e simplesmente observar. Em algum nível, adorei estar ali, testemunhando essa cena horrível.

– Certo – disse a nova mãe –, seu marido vai entrar logo, logo.

– Noivo – eu a corrigi. Normalmente eu deixaria por isso mesmo, não ligaria para o *marido*, mas isso parecia um negócio oficial, como se nossos passaportes fossem ser verificados no fim e eles olhassem para mim e sacudissem a cabeça: *Uma mentirosa. Uma mentirosa com uma criança.*

– Ah, certo. Seu noivo logo estará aqui.

(Eu odiava dizer *noivo* durante a gravidez. Sentia que conjurava uma obrigação.)

Uma voz de homem falou comigo de algum lugar da sala.

– Menino ou menina?

– Menino! – eu respondo, tremendo, rindo. Estávamos gritando um para o outro como se estivéssemos em um bar barulhento.

– Qual é o nome dele?

– Ainda não sabemos! – Eu ri. Todos nós rimos. Gente em trajes hospitalares e máscaras sacudiram a cabeça.

– Vai esperar até conhecer a cara, é? Gosto da ideia.

Não tínhamos um nome porque até então nada parecia funcionar. Queríamos, ou eu queria, uma revelação. Um nome que fosse tradicional, simples, forte, mas toda a sociedade tivesse, de alguma forma, esquecido. Um nome que somente nós tivéssemos descoberto. Eu queria que outros novos pais tivessem inveja, desejando ter pensando naquele nome antes. Queria que ele estivesse escondido em plena vista.

Isso nunca aconteceu.

A assistente do anestesista me ofereceu "alguma coisa", como em "posso te dar alguma coisa, um sedativo". Fiz que sim com a cabeça, tremendo. *Sim. Me dê*. Eu tinha sido regada que nem um peru a essa altura. Nada me perturbava. As drogas eram minhas amigas agora.

A cortina estava presa e minha nova mãe estava me explicando como eles tirariam o bebê. Eles não iriam, como eu tinha imaginado, trazer meu útero até a altura do estômago e rasgá-lo como um presente de Natal. Fariam uma incisão de 7,5 centímetros na linha do biquíni. (Eu nunca tinha usado um biquíni, e certamente, nunca vou usar. É difícil me lembrar do que havia ali antes.)

Para que o bebê pudesse emergir por aquela pequena abertura, ele seria empurrado. Ele teria que nascer.

✦ ✦ ✦

Minha médica deu à luz meu bebê.

Eu não gostava particularmente da minha médica. Gostava dela como uma personagem. Gostava dela de uma certa distância. Eu a admirava. Jamais teria escolhido socializar com ela. Ela me deixava desconfortável. A cada interação com ela, eu pensava: *O que foi isso? Por que isso foi tão difícil?* De alguma forma, isso me ajudou a confiar nela.

Então a minha médica, conforme a assistente do anestesista me contou, subiria em uma cadeira e, depositando o peso do corpo sobre meu abdômen, literalmente empurraria meu bebê para fora de mim. Aqui de fora, ela o amassaria. Empurra, empurra, empurra, então ele finalmente pararia de boiar e seria forçado para fora, de uma vez por todas. Enquanto a assistente do anestesista explicava como isso poderia parecer estranho, eles começaram a cortar. Eles sussurravam para que eu não ouvisse. *O que estavam sussurrando? Ela está sangrando, o que devemos fazer? Não sei, mas veja esse tumor gigantesco aqui. Uau, que mulher gorda. Digo, sei que ela está grávida, mas ainda assim.*

Enquanto eu tremia e sorria para a assistente do anestesista e me esforçava para decifrar os sussurros, meu estômago se revirava de excitação. Eu estava pensando que logo o conheceria, que talvez fosse esse o momento. *Ele ia mesmo sobreviver? O que eles encontrariam de errado nele, que não tinham visto no ultrassom?* E nesse momento alguém gritou:

– Cadê o pai? Nós trouxemos o pai? Tragam o pai!

Antes que eu pudesse virar meu crânio cheio de dentes rangentes para a esquerda, lá estava Dustin, pairando sobre mim, como em um sonho. Nunca me senti tão feliz em vê-lo, em toda minha vida. Meu amor. Tudo estava melhor naquela sala com ele ali, de touca de banho, igual aos pais dos filmes, em tonos de verde-azulado e azul-bebê. Ele estava com uma camisola do hospital também, por cima das próprias roupas. E uma máscara cirúrgica. Algo nele, com aquele uniforme, esse ícone de nascimento, ajudou-me a achar que aquilo que estava acontecendo era certo. Era precedente, normal, familiar. Eu já tinha visto na TV. Só que agora era nossa vez. Ele se sentou em um banco próximo à minha cabeça e segurou a minha mão, onde havia alguns intravenosos. A máscara dele estava molhada com lágrimas e muco.

Nosso bebê. O bebê dele. Senti aquilo pela primeira vez, ali. Esse bebê era nosso, sim, mas era também meu e era dele de formas em que nossa relação não estava inclusa. Esse bebê era de cada um de nós.

Minha nova mãe disse a Dustin para preparar a câmera. Ele só estava com o celular dele – nossa nova câmera, comprada para este momento em mente, estava no corredor, com a minha mãe de verdade. Ela disse que ele podia se levantar e olhar quando eles puxassem o bebê para fora e que, quando ela dissesse, ele poderia tirar uma foto.

Ele preparou o telefone e eu podia ver, pelos olhos dele, que, por baixo da máscara, havia um enorme sorriso. Ele me disse depois que eu estava fora de mim, que não era eu mesma, mas não me senti assim. Eu me senti em sintonia, como se a neblina espessa do horror corpóreo tivesse finalmente se dispersado e eu fosse toda cérebro, toda alma, totalmente em harmonia com o universo e a imensidão daquele momento.

– Certo – ela disse, me dando um tapinha. – Eles vão começar a empurrá-lo para fora! É uma sensação meio esquisita, tá bom? Mas é normal!

Ela segurou minha mão direita, e Dustin, a mão esquerda. Tentei não brincar com a aliança dela. O diamante era enorme. As unhas estavam perfeitamente feitas. Naquele momento, eu a amei, essa mulher que nunca mais vou ver. E mesmo que a visse, não a reconheceria.

Eles começaram a puxar, e a força do puxão fez com que a metade morta de meu corpo balançasse que nem uma canoa. Olhei fixamente para cima, como se me concentrasse na tarefa que deveria executar. A tarefa era não gritar e não usar a força que me restava para fugir daquela mesa de cirurgia. Era suportar a experiência mais bizarra da minha vida, a sensação, indolor, de algo arrancando fora seus órgãos. *Sou apenas um recipiente. Sou algo a ser saqueado. Um armário, uma despensa. Estou deitada nua em uma mesa, em uma sala fria, sob luzes brilhantes, meus braços abertos em forma de T, e uma equipe está reunida em volta do meu corpo, olhando-o, escavando-o.*

A médica, minha médica, pôs um joelho na mesa para se apoiar. Pude ver seu rabo de cavalo por cima da cortina. Ela fez uma brincadeirinha, não me lembro bem qual, a voz dela falhando com o esforço. Nós rimos nervosamente.

E então ouvi um choro.

Isso não é possível, é um sentimento equivocado, se sentimentos puderem ser descritos como equivocados, mas o que senti, acima de tudo, naquele momento, foi reconhecimento. Ouvir aquele choro foi como ver um rosto familiar em meio à multidão. Estava deitada de costas, olhando para o teto, tremendo, as lágrimas escorrendo pelas bochechas. O choro dele, para minha surpresa, soava como ele. Ele soava como sua própria pessoa. Antes daquele momento, todos os choros de bebê pareciam iguais para mim, mas o choro dele tinha uma voz. Era próprio.

Eu não conseguia vê-lo, mas isso não me incomodou. Não o puxei para fora de mim e o pus direto no peito, como vi mulheres fazendo nos vídeos que assisti enquanto estava grávida. Ninguém gritou: "Pegue seu bebê, Meghan! Estique a mão lá embaixo e pegue seu bebê" do jeito que eu imaginara. Ele não rastejou pela minha barriga e se agarrou a mim. Nada foi como imaginei quando visualizei "o parto perfeito". Embora Dustin estivesse, agora que penso sobre isso, me dizendo que eu estava "indo tão bem".

Eu estava indo bem, porque não estava tendo um ataque de pânico. Estava suportando. Meu bebê tinha vivido. Eu tinha conseguido sobreviver àquilo. Eles ergueram o bebê e Dustin se levantou do banco e tirou uma foto com o iPhone. Estávamos chorando e nos beijando através da máscara cirúrgica dele, e a assistente do anestesista apertou minha mão e não parava de dizer:

— Ai, ele é muito, muito fofo,

Todos os médicos e enfermeiros comentavam como ele era grande. Não pude ver nada disso na hora, mas nas fotos ele parece grande e azul, como um ursinho de pelúcia gosmento nas mãos da minha médica. O cordão umbilical serpenteando pelo papel estéril azul. Há um buraco no meu corpo. Minha médica está sorrindo, uma mão nas perninhas do meu filho e a outra atrás do pescoço dele. Ele está berrando. *Por que minha médica está na primeira foto do meu filho?* Gosto de olhar para ela, é como ouvir falar de uma festa a qual não fui. ("Esses são meus seios" – Dustin e eu tentamos descobrir olhando para a foto por muito, muito tempo; viramos o telefone de um jeito, depois de outro – "ou minhas coxas?". Eram as minhas coxas. "Uau", eu sussurro.)

Eu não cheguei sequer a ver minha placenta, apesar de todas as idas e vindas sobre se eu deveria guardá-la ou não. Que eu tenha sequer considerado essa opção me soa tão ridículo agora, assim como as várias maneiras pelas quais suspendi meu ceticismo acerca do nascimento, imaginando que eu me tornaria instantaneamente uma pessoa diferente no momento em que ele nascesse.

Logo ouvi um som alto de sucção. Alguém estava sugando o líquido dos pulmões do bebê ou da cavidade em meu corpo. Estávamos na mesma em relação a isso – embaixo d'água.

Eles chamaram Dustin para assistir enquanto eles pesavam e mediam o bebê. O bebê parece tão solitário nas fotos, deitado sozinho naquela balança. Um minuto ou dois depois, lá estavam os dois, comigo, o bebê embrulhado em uma manta, aninhado nos braços do pai. Eu inclinei minha cabeça para trás, o queixo para cima, para dar uma boa olhada nele. Com muito esforço, levantei meu braço, para tocar a bochecha dele. Pus meu rosto no dele. Eu não sabia o que dizer, como tocá-lo.

– Oi, bebê – eu disse, ainda chorando. Ele parecia tão distinto, tão ele mesmo, tão... *fofo*. Essa palavra banal era a única que me vinha à cabeça enquanto eu olhava para ele. ("Quero dizer, ele é objetivamente fofo, certo?", eu dizia a todas as enfermeiras nos dias seguintes, esquecendo que estava completamente atordoada pela ocitocina e era tudo, menos objetiva.)

A assistente do anestesista tirou uma foto de nós três com o telefone de Dustin e, então, o bebê e Dustin foram para algum lugar fazer testes e dar banhos e quem sabe mais o que enquanto fiquei ali, na mesa, imóvel, mais vazia, exposta.

– Estamos terminando por aqui? – perguntei, com um risinho fraco.

A assistente do anestesista deu tapinhas na minha mão.

– Sim. Quase lá. Você está se saindo muito bem – ela disse, espiando por cima da cortina. – Não vai demorar muito. Parece que já estão te fechando.

Noites sem dormir

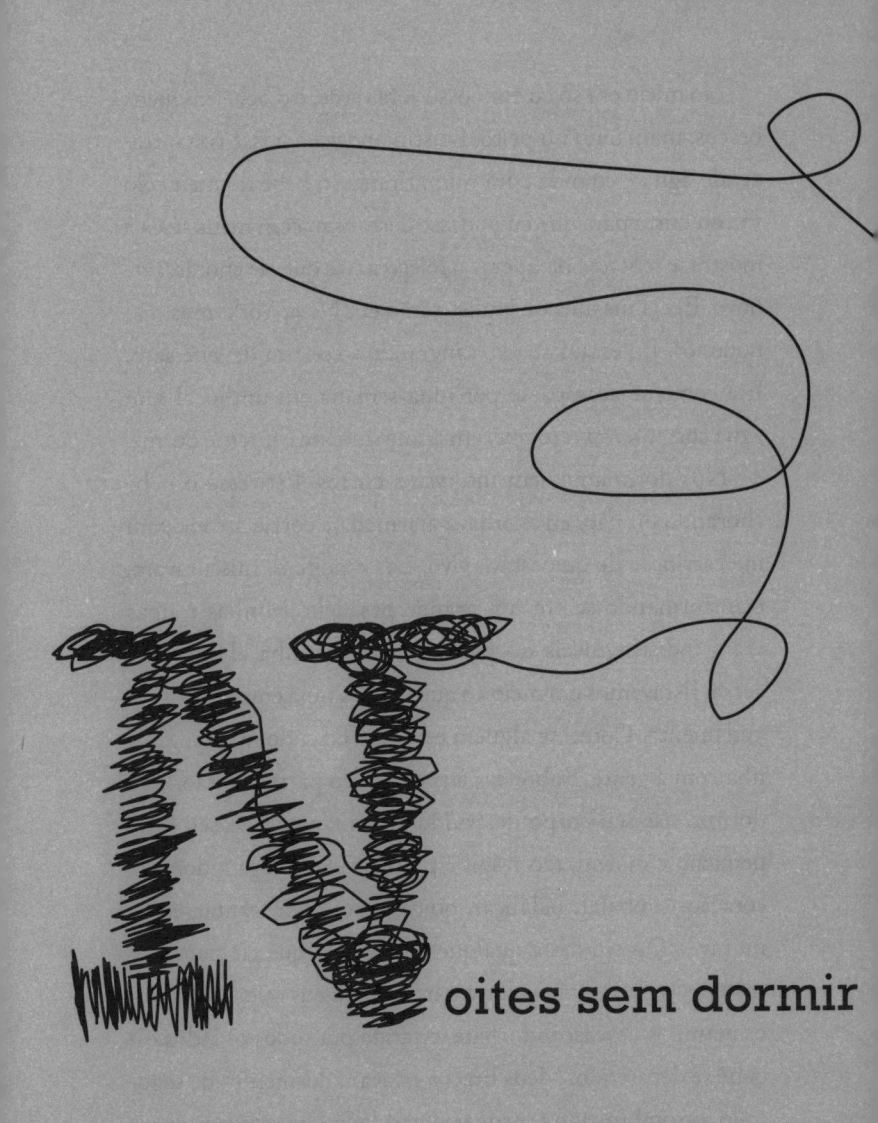

No início era só eu em nosso sofá verde, e o bebê em meus braços, mamando no peito. Dustin andava à nossa volta, trazendo água e comida para mim, tirando o bebê do meu colo vez ou outra para que eu pudesse descansar, com meus seios à mostra, e tentasse recuperar o fôlego antes que ele chorasse de novo. Eram meados de junho, verão em Nova York, mas mal notamos. Eu estava suada, sangrando e coberta de leite seco. Era como se acampasse por uma semana em um local sem água corrente. Exceto que, em acampamentos, a gente dorme.

Nós dormíamos em intervalos curtos. Estivesse o bebê chorando ou não, eu acordava alarmada e corria até ele para me certificar de que estava vivo. Dia e noite se misturavam, transformando-se em um grande pesadelo. Minhas roupas eram indistinguíveis do pijama. Sempre tinha alguma luz acesa. Estávamos em meio ao que parecia uma emergência em andamento. Como se alguém estivesse fazendo uma pegadinha com a gente. Sobreviva à tragédia do parto e então, sem dormir, use seu corpo destruído para manter vivo seu filho pequeno e mortal, tão frágil e precioso que chega a doer no coração. Embalar, balançar, quicar, caminhar, cantar, murmurar – Dustin fazia qualquer coisa para que ele não chorasse, mas ele sempre voltava para mim, meus seios inchados, os mamilos descascando, leite vazando por todos os lados e o bebê se debatendo. Meus braços estavam dormentes de segurá-lo, os ombros tão tensos de ansiedade que estavam quase na altura das minhas orelhas. Para levantar e ir ao banheiro sem uma dor abrasadora e a sensação das minhas vísceras ameaçando vazar da incisão da cesariana, eu tinha que me deitar no sofá e então rolar suavemente para fora dele, como um dublê rolando sobre o capô de um táxi.

Conforme os dias se acumulavam, atravessá-los foi ficando mais e mais difícil. Estávamos em casa com o bebê somente há três dias e eu continuava esperando por algum tipo de estabilização, que as coisas ficassem mais fáceis. Em vez disso, ele se tornou mais e mais precioso para mim e, a cada noite sem dormir, o mundo era um lugar mais cheio de pontas afiadas. Eu estava ferida e privada de sono, tentando dominar a amamentação e me entender com a intensidade do amor que eu sentia, e seu medo correspondente. Um futuro ameaçadoramente em branco se alongava diante de mim. Qualquer coisa parecia possível. Qualquer coisa horrível. *Dezoito anos*, pensei, e o ar ficou preso na minha garganta.

Tentei assistir à TV enquanto alimentava o bebê, pensando que poderia encarar esse tempo como um dia de neve, um dia doente, só que duraria uma eternidade. Eu poderia me atualizar em cada programa badalado a que sempre quisera assistir. Na realidade, passei a maior parte do tempo olhando para a parede, ou para o bebê, em busca de pensamentos proibidos (*O que foi que nós fizemos?*) e contando as horas até que eu pudesse tomar outro Paracetamol.

Eu anotava todas as funções corporais do bebê e minhas no meu iPhone, algo concreto para enfrentar o grande desconhecido: *9 da manhã, mamou no peito direito por 45 minutos. Fralda de xixi trocada às 10 da manhã. Paracetamol às 10:15 da manhã. Dormiu das 10:20 às 11 da manhã.* Minha manutenção de registros nunca consistiu em nada significativo, não do jeito que eu queria, mas eu a consultava constantemente, de qualquer forma. *Então é isso que estamos fazendo. É assim que vamos sobreviver.* Quando o bebê chorava e Dustin o trazia para mim com um olhar de expectativa, eu esfregava o telefone na cara dele.

– Acabei de dar de mamar há vinte minutos!

– Bem, ele parece faminto agora. Não sei o que você quer que eu faça.

A fúria que eu sentia em momentos como aquele não era como nada que eu já tivesse sentido. Eu estava estressada, sitiada, arrasada.

E pensar que foi assim que todos vieram ao mundo. Parecia tão extremo. Eu tentava não pensar em como era a vida uma semana antes. Pensar demais, geralmente, parecia autoflagelação. Segure o bebê, embale o bebê, alimente o bebê, esqueça suas fantasias de entrar em um avião e se mandar para Paris, para dormir na Shakespeare and Company e nunca mais voltar. O maior problema em tudo isso era que eu tinha amado aquele bebê tão imediata e desesperadamente, que eu sabia: jamais fugiria. Estava presa não só em nosso apartamento, com os peitos para fora, mas presa ao amor que sentia por ele. Eu nunca mais voltaria a ser como era antes.

○○○

Antes, antes. Como eu lidava com as dificuldades antes? Eu botava os fones de ouvido e ia dar uma caminhada, desaparecia na cidade, e voltava em algumas horas, já me sentindo melhor. Ou me encontrava com minhas amigas e conversava sobre o que quer que estivesse me aborrecendo, até que soubéssemos exatamente o que fazer. Uma caminhada era fisicamente impossível agora, mas minhas amigas chegariam aqui em uma hora. Eu sabia que "receber visitas" era algo que fazia parte da nossa divertida estadia doméstica – as pessoas vêm, trazem comida, você se senta e põe os pés para cima enquanto todos veneram seu bebê, sem se preocupar, nem por um segundo, que a casa esteja uma bagunça. Mas pensar no ritual, nas gentilezas sociais, em olhá-las nos olhos e tentar manter uma conversa em um momento como esse parecia ridículo, impossível.

– São suas amigas – Dustin me lembrou.

> Venham quando quiserem!

finalmente escrevi, apesar das minhas dúvidas.

> Estamos sempre... por aqui.

Nosso apartamento, apesar de pequeno, sempre foi um ponto de encontro das minhas amigas. Dustin e eu sempre dávamos um jantar aos domingos, para quem pudesse aparecer. Nossos amigos entalhavam abóboras em nossa cozinha, pintavam ovos de Páscoa, faziam enfeites engraçados de Natal e Dia dos Namorados e conversavam sobre a vida em volta de nossa minúscula mesa amarela. Agora que Dustin e eu tínhamos voltado do hospital, eu esperava que um pouco daquele acolhimento se restabelecesse. Imaginei que eu abriria nossa porta com certa confiança adquirida com a maternidade – a matriarca saudando a todos com café quentinho e bolo de banana que eu mesma teria assado durante as primeiras horas do trabalho de parto – e contaria a elas a instigante história do nascimento do meu filho.

Agora estava claro que tudo se tratava de um pensamento mágico, mas achei que dava conta de, ao menos, tomar um banho.

Eu me retraí ao tirar a calça de maternidade e a calcinha descartável que me deram no hospital. Não sabia de que local do meu corpo o sangue ainda estava vindo, mas usei dois absorventes enormes de uma só vez e, só para garantir, forrei nosso sofá com uma toalha antes de me sentar. Tive a sensação de que os médicos tinham sugado tudo do meu útero enquanto estavam "por lá", mas sangrei por semanas. Tentei não olhar para baixo enquanto meu pé ultrapassava o batente do boxe, segurando-me no suporte de toalha com uma das mãos e a cortina do chuveiro com a outra. A água morna produzia uma sensação estranha nos meus mamilos, que ardiam por serem roídos vinte horas por dia. A tinta descascando e o reboco do teto do nosso chuveiro vez ou outra caíam em nós. Eu podia ver as manchinhas pretas de mofo. Tudo isso me enojava com uma nova urgência. Eu já me sentia insegura e uma péssima mãe.

Eu sabia que deveria lavar minha incisão, mas tinha medo de tocá-la. E definitivamente não queria olhar para ela. Só de pensar nela eu já ficava com o estômago embrulhado – na verdade, todo o meu torso era um borrão na minha mente, e eu esperava mantê-lo assim por um tempo. Tudo parecia casualmente amontoado dentro de mim, meu corpo fraco e vulnerável quando deveria nutrir e proteger algo ainda mais fraco e vulnerável. Eu queria estar presente e ser forte, queria lidar bem com tudo aquilo. Queria ser merecedora do meu filho.

Em vez disso, a minha sensação era de que algo essencial em mim ameaçava escapulir. Talvez já tivesse escapulido. Eu tinha passado quatros dias no hospital, recuperando-me em um quarto compartilhado. Para manter a privacidade de todos, as visitas não eram permitidas após as dez da noite, então Dustin tinha que me deixar sozinha. As enfermeiras insistiram em levar o bebê para o berçário na primeira noite, para que eu pudesse dormir por algumas horas. Eu me senti mal e parecia errado, mas também parecia ser a única opção, dado que meu corpo ainda estava dormente da cintura para baixo e eu não conseguia manter meus olhos abertos. Nas três noites seguintes, elas o deixaram comigo, e fiquei acordada a noite inteira, suando e com o bebê escorregando no meu torso nu (minha vizinha era uma albanesa que passara por uma cesariana, e quando a ouvi dizer a alguém que o ar-condicionado deixara seu bebê doente, não ousei insistir no assunto). Fiquei sentada na cama, chorando baixinho, enquanto o bebê berrava, tentando pensar em maneiras como eu poderia escorregar da cama com ele em meus braços sem arrebentar meus pontos e machucar nós dois. Observei o relógio na parede e contei as horas que faltavam para as oito da manhã, quando Dustin poderia voltar e me salvar.

Era melhor estar em casa. Desliguei o chuveiro e andei que nem um pato até nossa cama, para me vestir. Nunca tinha me sentido tão fisicamente limitada e estava despreparada mentalmente para isso. Nosso congelador estava cheio do que a Internet chamava de "absorventes congelados" – absorventes que Dustin e eu havíamos passado uma tarde (quando eu ainda estava grávida) mergulhando em babosa e Hamamelis, prontos para o uso após minha vitoriosa experiência com o parto normal. Estava nos meus planos sentir dor por um dia ou dois, e então desfrutar longas caminhadas ao sol com meu bebê, aproveitando o tempo longe do trabalho. Eu sabia que esse começo seria um inferno, mas quando o imaginei, achei que estaríamos sobrecarregados, mas felizes, mantendo nosso senso de humor. Pensei que o inferno fosse ser logístico, não emocional.

Antes de largar minha toalha, olhei por cima do ombro para ter certeza de que Dustin não podia me ver de onde estava sentado. Peguei uma das camisetas mais largas dele e minhas peças íntimas mais velhinhas e deixei a toalha cair no chão.

– Ei, eu devia dar uma olhada na sua incisão – gritou Dustin da cozinha. – Para ver se está cicatrizando direitinho.

Antes que ele pudesse acomodar o bebê em algum lugar e vir até mim, virei rapidamente para me olhar no espelho. Parecia importante que eu visse primeiro. Assim que o fiz, comecei a chorar e soluçar, algo que vinha tentando não fazer a semana inteira. Eu desmoronei.

Eu sabia que meu aspecto seria ruim. Eu já esperava isso, e já tinha aceitado. Todas as páginas da Internet alertavam que, após o parto, a mulher ainda parece grávida por algumas semanas. Além disso, sempre fui frustrada em relação ao meu corpo, sempre quis perder de cinco a dez quilos, sempre usei cardigãs por cima de vestidos sem manga para esconder meus braços cheinhos, e sempre sofri para caber em jeans novos, blá-blá-blá. *Eu já odeio meu corpo*, eu pensava. *Vou levar numa boa.*

Mas isso era algo além. Era inegável. Inegavelmente ruim. Todo o meu abdômen estava coberto por feridas vermelho-arroxeadas, ao mesmo tempo que parecia pender do meu corpo. Era como um balão esvaziado, mas também, de alguma forma, cheio de banha. Um balão bege, cheio de banha, onde alguém havia feito uns cortes roxos. Não guardava semelhança alguma com nenhuma versão de mim mesma que eu já tivesse visto.

Dustin me apertou contra o peito dele, disse que me amava e que aquilo era difícil, mas ficaríamos bem. Em vez de me entregar e relaxar, como eu normalmente fazia, endureci.

– Devem ser só os hormônios – eu disse, fungando. – Sabe, isso de desabar.

Ele fez que sim com a cabeça e se ajoelhou para examinar o dano. A parte inferior do meu estômago, aquela entre o umbigo e a genitália, parecia um envelope estufado ou uma telha arredonda quase caindo do topo de um telhado. Olhei para o teto, tentando fazer com que as lágrimas parassem de brotar nos meus olhos. Dustin tentava erguer esse novo apêndice a fim de examinar minha cicatriz. Eu podia vê-lo se curvando, virando o pescoço para conseguir ver. Fiquei com tanta vergonha que senti um mal-estar.

– Está com um bom aspecto – disse ele, levantando-se de novo. – Só está um pouco vermelha. Está cicatrizando perfeitamente.

Eu fiz que sim com a cabeça, humilhada, e vesti uma calça de moletom. O bebê começou a se agitar, então Dustin correu até ele. Eu peguei um travesseiro, enfiei na cara e gritei que nem uma adolescente, e o mordi enquanto chorava. Meu corpo, mesmo sendo a decepção que sempre foi, pelo menos me era familiar. Agora eu era eu, mas não era. Eu, mas pior. Acima de tudo, parecia extremamente injusto.

Não passou muito tempo antes que o interfone tocasse. Logo ouvi vozes animadas vindo do corredor, como uma ameaça. Tentei me sentar direito, assegurar-me de que minha blusa estava abotoada.

— Oi — saudei de meu lugar no sofá.

Halle, Brian, Lindsay e seu marido estavam todos curvados, descalçando os sapatos e deixando suas bolsas lindas perto da porta. Lindsay exibiu orgulhosamente a lasanha que fizera para nós. Halle tinha trazido sacos de batatinhas e guacamole. Todos pareciam tão leves de espírito e parabenizadores, embaixadores de algum outro planeta.

— Demos um Google no que é pra levar quando se vai visitar o bebê de alguém — admitiu Halle, e todos rimos. — Ai. Meu. Deeeeeeus. Quero ver ele.

Todos se acomodaram à nossa volta – de mim e do bebê – na sala de estar, e lutei contra o impulso de impedir que minhas amigas o passassem de um colo para o outro. Elas pareciam tão naturais o segurando, tão relaxadas. Tão bem descansadas, em calças de botão e sutiãs de aro. O guarda-roupa de verão delas. Os *verões* delas. Pensei nas semanas de verão que passei de castigo quando criança. Eu me sentava à janela do quarto, e esperava que os vizinhos viessem falar comigo através da tela. Eles mostravam os brinquedos, me distraíam por algum tempo, me perguntavam o que eu tinha feito para estar de castigo, mas acabavam indo jogar beisebol ou alguma outra coisa, e eu ficava lá, presa, assistindo-os pela tela. Foi assim que me senti sentada no sofá diante de gente que eu amava, pessoas que me conheciam melhor do que quaisquer outras. Ou, pelo menos, fora assim até aquela semana.

– E aí – alguém começou –, como você está?

Tentei mover os músculos do meu rosto para formar um sorriso.

– Ah, hum… estou bem, eu acho. – Busquei nos olhos deles algum tipo de retorno. Eles achavam que tínhamos cometido um tremendo erro?

– Como é ser mãe? – perguntou Lindsay. A palavra *mãe* doeu como uma ferroada.

– Puta que pariu, não faço a menor ideia – respondi.

Os olhos dela estavam cheios de afeto e interesse genuíno, mas eu me senti como se ela estivesse caçoando de mim, tentando me classificar ou me reduzir a alguma coisa. E, de repente, acordei para o fato de que estava de calça de moletom e com uma blusa manchada de leite. Os braços de Lindsay eram finos e musculosos, os cabelos dela tinham sido recentemente tingidos, com luzes de um tom loiro perfeito. Ela me olhou com expectativa, sorrindo, enquanto vestia sua blusa branca bem cara.

– Não, quero dizer, é bom – emendei. – É uma loucura. Tipo, ele é formidável. Não sei. Estamos exaustos.

Halle me olhou, tentando entender.

– E como está o sono dele?

– Ah! Nada bem. – Eu me remexi no sofá, tentando perceber, rapidamente, se ela queria mesmo saber ou se essa era mais uma pergunta que ela achava que deveria fazer. Será que haveria, para sempre, um abismo entre nós? Ela temia que, dali em diante, meus assuntos se resumissem a como o bebê estava dormindo ou quantas fraldas ele gastava em um dia? (Aliás, só pra constar, cerca de vinte.) Costumávamos ficar até tarde no GoogleTalk chorando as pitangas uma com a outra, discutindo se o amor existia mesmo e, caso existisse, se éramos ou não merecedoras dele. Conversávamos sobre ambição, sobre o medo de fracassar, sobre nossa infinita autoflagelação. Repassávamos nossa infância, analisávamos a relação de nossos pais, jurávamos que íamos querer mais da vida, tentar com mais afinco. Seríamos melhores. Agora aqui estava eu, sentada no sofá que nem uma idiota, passando por um inferno e incapaz de ser honesta comigo mesma ou minhas amigas.

Elas me pediram para contar sobre o parto e eu não soube por onde começar. Normalmente eu estaria cheia de novidades, pronta para fazer piadas e repassar cada momento, como fazíamos com tudo. Pela primeira vez em minha vida, não me senti capaz de fazer isso. A coisa toda era recente demais. Vinha a mim em relances. Então, em vez de uma história, recontei os fatos.

– Foram quarenta horas, acho, do começo ao fim. A primeira peridural falhou, o que foi péssimo, então tive que tomar outra. Aí veio a cesariana.

– Deve ter sido horrível.

– É... – Eu ainda não sabia bem como narrar tudo aquilo. Temia que soasse triste e desnecessariamente difícil. Temia dizer e então perceber algo que eu ainda não estava pronta para constatar. Não me sentia segura o bastante para cutucar a ferida.

– Bem, parece que, apesar de tudo, você está se saindo muito bem – disse Lindsay, e senti algo despertando em mim.

– Ah, não sei – respondi, com um sorrisinho. Isso era tudo que eu queria ouvir. Queria que, aos olhos deles, parecêssemos felizes, por mais ridículo que fosse. Queria que achassem que estávamos lidando bem com tudo aquilo. Não queria que minhas amigas saíssem da nossa casa e, na calçada, se bajulassem. Não queria que naquela noite, quando se deitassem, ficassem felizes por ter acontecido comigo, e não com elas.

Quando o bebê começou a se agitar, enxerguei uma saída.

– Acho que preciso alimentar esse mocinho – disse, na esperança de que tomassem aquilo como uma dica para que fossem embora. Mas não deu certo. Brian e Dustin se levantaram, pigarreando, e foram logo para a cozinha, perguntando se alguém queria água, enquanto eu, relutante, desabotoava a camisa. Uma indignidade atrás da outra.

– E aí – puxei, incitando a fofoca, agora que éramos só nós. – Como está o lance da Jamie, ela vai ter um bebê ou não? – E lá estava eu já desejando meu destino a mais alguém.

– Ah, acho que não. Pelo menos, ainda não – Halle respondeu.

– Huh – acrescentei, visivelmente aborrecida. Eu me ressentia de qualquer um que ainda estivesse do outro lado e pudesse escolher não fazer aquilo. E completei, sem nenhuma ironia. – Por que será?

– Ah – Halle disse –, acho que ela não quer estragar o corpo.

– Sei – eu disse, e só então Halle percebeu o que tinha acabado de dizer.

— Quero dizer, não que você tenha estragado seu corpo!

— Não, eu estraguei, sim. — De certa forma, me senti aliviada. O elefante branco na sala. Se eu tinha arruinado meu corpo, merecia pelo menos algum crédito por isso. Isso era parte de por que era tão absurdo nós estarmos ali, sentadas, minhas amigas agindo alegremente, enquanto eu me afundava mais e mais no desespero.

— Tenho certeza de que você não acabou com o seu corpo — Lindsay disse em um tom que me soou quase ofensivo.

— Bem... — eu disse, como quem diz "eu não teria tanta certeza assim". De repente senti um impulso de afrontá-las com meu corpo, da mesma forma como ele havia me afrontado pela manhã. — Na verdade — falei, sentindo um prazer perverso —, querem ver minhas estrias? É sério, são absolutamente bizarras.

Minha esperança de causar uma boa impressão desapareceu quando elas aceitaram ansiosamente, inclinando-se para a frente em suas cadeiras.

— Nossa, se quero — respondeu Halle. Era a mesma coisa que ela dizia quando eu costumava perguntar se ela queria ouvir alguns dos detalhes sórdidos do péssimo sexo que eu havia feito ou se queria que eu encaminhasse para ela um e-mail exageradamente passivo que eu tinha enviado para alguém que tinha terminado comigo. É claro que ela queria ver. Minhas amigas sempre queriam ver. Em meio a tudo isso, eu tinha me esquecido. Eu tirei o bebê do peito e o pus no sofá, e então me levantei.

— Tá booom — eu disse, abaixando minha calça de moletom e levantando a blusa de Dustin, expondo meu horrível abdômen.

— Credo! — exclamou Halle, e respirou fundo.

— Eu sei — acrescentei.

Lutei contra o impulso de me desculpar. Senti-me como uma mulher em uma dessas campanhas de aceitação do corpo após o parto. Eu não sabia bem qual reação esperava. Era algo entre pedir a elas que me dissessem que minha bunda não parecia gorda e me gabar de uma ferida de guerra.

— Bem... — ela começou a falar, mas parou, incapaz de dizer qualquer coisa.

— Exatamente — completei. Todas nós rimos, inquietas.

— Certo — disse Lindsay, objetiva, como sempre. — Não é *tão* ruim assim. Tipo, as estrias vão sumir, não vão?

— Sim — respondi. — É o que todo mundo diz, mas eu só vou acreditar quando acontecer comigo.

Puxei minha calça para cima e soltei a blusa, sentindo-me constrangida, mas aliviada por alguém mais ter visto. Eu precisava de testemunhas. Precisava que minha realidade fosse confirmada. Voltei a me sentar, peguei o bebê no colo e me senti, de alguma forma, mais leve. Meu corpo era, resumindo, uma prova viva. Ele exibia tudo que eu não conseguia dizer.

Ficamos sentadas ali, olhando umas para as outras, sem saber ao certo o que viria em seguida.

– Ah, mas quer saber, também? Que se foda.

– É – concordou Halle. – O que você pode fazer?

– Absolutamente merda nenhuma – respondi, pela primeira vez me sentindo resignada diante do meu destino.

Meu corpo jamais seria o mesmo. Minha vida jamais seria a mesma. Meu relacionamento com essas mulheres jamais seria o mesmo. Eu não conseguia admitir ainda, nem mesmo para mim mesma, mas senti que havia certo entendimento disso entre nós. Todas nos recostamos nas almofadas do sofá e, olhando umas para as outras, sacudimos a cabeça como se a sacudíssemos para o universo. Para a biologia feminina. Para o amor. Para tudo que o acompanhava. Aninhei o bebê junto a mim, feliz em estar rindo com minhas amigas, ainda que fosse através de uma tela.

U

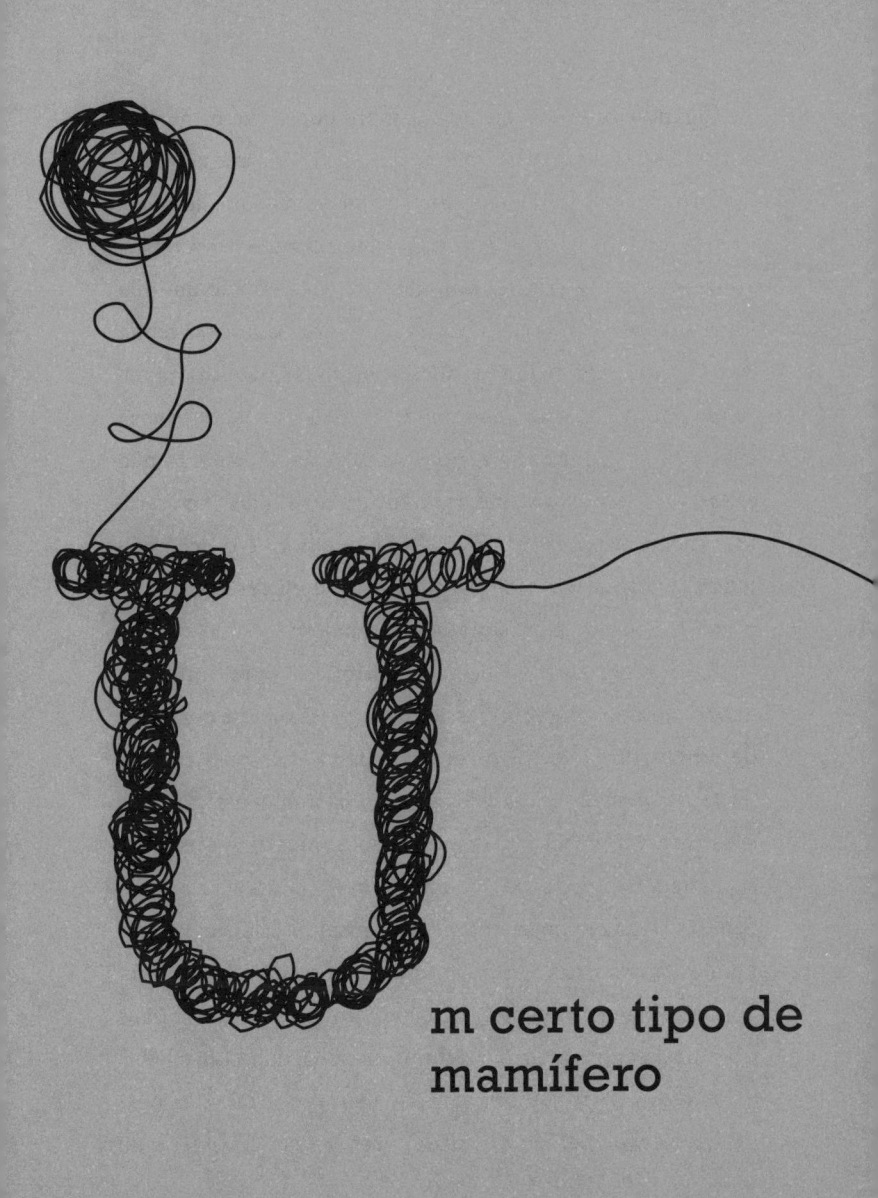

m certo tipo de mamífero

Quando eu estava grávida, sempre que alguém me perguntava se eu pretendia amamentar, eu gaguejava e evitava contato visual. *Mas é claro que sim, que merda você acha que sou, algum tipo de monstro?* Era como se a pessoa me perguntasse se eu queria ser uma escritora de verdade um dia. Obviamente eu pensava sobre isso o tempo todo, mas temia atrair algum tipo de azar se falasse muito no assunto. Eu me sentia muito vulnerável declarando minhas intenções – havia um potencial muito grande de humilhação. A questão não era se eu pretendia amamentar o futuro bebê, mas se eu seria fisicamente capaz disso. E se chegasse a hora e o bebê não quisesse mamar ou meu corpo não produzisse leite o bastante? E se meus seios não produzissem leite?

A internet estava cheia de histórias sobre mulheres lutando exatamente contra isso. Era impressionante e assustador vê-las com a vida de cabeça para baixo, dispostas a tentar ou fazer qualquer coisa para conseguir amamentar. Tomar chás de ervas, beber água em excesso, comer biscoitos especiais, frequentar reuniões, comprar uma balança para pesar o bebê após cada mamada, pagar por consultas caríssimas, usar bombinha para tirar leite, abrir mão de laticínios e glúten, operar a língua ou a gengiva do bebê para que possa abrir mais a boca, passar uma semana todinha na cama, nua, com o bebê.

Alguém de fora talvez achasse fácil descartar essa possibilidade e taxá-la de ridícula, especialmente considerando que podemos comprar uma lata de leite em pó para recém-nascidos em qualquer farmácia. Mas será que essa pessoa já se deitou na cama à noite encarando a angustiante incerteza da maternidade, o desespero em garantir que seu bebê está recebendo "o melhor começo de vida possível"? Acho que não.

Não importava se eu queria amamentar ou não... Se meu corpo fosse capaz disso, bem, não parecia algo que coubesse a mim decidir, não quando tudo que li e ouvi prometia múltiplos benefícios, de imunidade aumentada a QI mais elevado. Todas as páginas de maternidade abordavam o assunto com alguma variação de "Amamentação é o melhor para você e seu bebê, mas é bem difícil". Elas só acrescentavam a parte sobre a dificuldade para agradar a perfeccionistas teimosas, como eu, é o que acho. Ou para pessoas, também como eu, que estavam desesperadas por orientação e consideravam a culpa incrivelmente motivadora. *Melhor*, você diz? *Difícil*, você diz? Minha cópia – já gasta de tanto uso – de *A arte de amamentar* tinha um capítulo chamado "Qual é, de fato, a importância da amamentação?". Resposta: "Extrema! Não há quase nada que você possa fazer por seu bebê, por toda a vida dele, que o afetará emocional e fisicamente tão profundamente quanto a amamentação". Alguém com uma criança crescida – qualquer um! – provavelmente não consegue ler isso sem dar um risinho debochado. Mas antes que eu tivesse o bebê, como saberia disso? Tudo relacionado à parentalidade era tão equivocado, uma área cinzenta enorme. A mensagem neste livro, e tantas como essa, era o oposto.

"O laço criado entre mãe e filho durante a amamentação se torna a fundação da forma como ele pensará sobre si mesmo e os outros", o livro continuava. "Uma mãe destacou que, se a mamadeira alimenta o estômago, a amamentação alimenta a alma. Muitas mães que usaram mamadeiras queriam ter amamentado, mas pouquíssimas mães que amamentaram gostariam de ter usado as mamadeiras."

Eu queria poder dizer que ficava ofendida ou, pelo menos, suspeitava dessa mensagem na época, mas eu era, na verdade, a idiota perfeita. *Peito é perfeito*. Era curto e seco, e até rimava. "É um trabalho árduo, mas vale muito a pena!" Eu queria muito acreditar que se "só" amamentasse meu bebê durante um ano, sempre que ele quisesse, compensaria todas as outras burradas que eventualmente fizesse.

Comprei creme para os mamilos, sutiãs de amamentação, regatas especiais, sacos de gelo reutilizáveis especiais para os seios. Passei uma tarde ao telefone com meu plano de saúde, e então encomendei uma bomba de amamentação elétrica em uma página de produtos de amamentação. Anotei o telefone de uma consultora em amamentação e o deixei grudado na geladeira, assim como a minha mãe costumava anotar o telefone de nosso pediatra em um bilhete, para a babá. *Só por precaução*.

Era um alívio tão grande ter quem me dissesse exatamente o que fazer.

☙❧

Com seis semanas na jornada da amamentação, decidi que era hora de voltar ao trabalho. Eu estava no que a equipe do website que eu editava chamava de "licença maternidade", mas a licença não era paga e não tinha um prazo. Eu poderia voltar no momento em que me sentisse pronta. Eu estava pronta.

Na verdade, por semanas estive desesperada para sair de casa e fazer algo em que fosse boa, mas, até então, a amamentação tinha tornado isso impossível. Dei poucas e rápidas caminhadas para pegar um suco ou um café, ou para chorar sozinha em um banco de parque, mas nunca conseguia ficar mais de trinta minutos longe, e o bebê sempre estava chorando quando eu voltava.

Mas agora era a hora.

Preciso trabalhar, comecei a repetir na minha cabeça, tentando cadenciar um senso de urgência. *Trabalhar* significaria sentar em um café e escrever textos para o site. E enquanto não era *tecnicamente* verdadeiro que eu *precisava* fazer isso, meu *sentimento* era real, o que já era o bastante. *Trabalhar* soava algo nobre, uma razão boa o bastante para escapar do pequeno bebê faminto e dependente do meu corpo para se manter vivo. Uma desculpa para me sentar sozinha em algum lugar, simplesmente ser mais uma pessoa no mundo fazendo algo em que era boa. *Preciso trabalhar, e logo*, pensava, ou a maternidade me apagaria completamente como pessoa.

– Acho que está na hora – falei para Dustin certa tarde. Tentei soar desanimada e evitar, com todas as minhas forças, sorrir enquanto dizia isso. – Acho que estou pronta para tentar voltar ao trabalho.

– Tá bom – ele respondeu, prático. – Quando?

– Amanhã?

O café era no fim do nosso quarteirão, longe o bastante de nosso apartamento para que eu não ouvisse o bebê chorando, mas perto o suficiente para que eu estivesse em casa em minutos, caso fosse necessário. Dustin olharia o bebê de manhã e, à tarde, eu faria isso para que ele fosse trabalhar também. Finalmente começaríamos a reconstruir algo que se assemelhasse a uma vida.

– Vai ser uma experiência – eu disse para ele. – Uma horinha ou duas. Só para me acostumar.

– Uma hora, uma hora e pouco, acho que não tem problema – concordou Dustin, embora eu consegui notar que ele estava meio apreensivo. – É o intervalo dele entre uma mamada e outra, né?

– Aham! – Fiz que sim com a cabeça vigorosamente, querendo que aquilo fosse verdade. – Tipo, uma hora e meia, ultimamente – eu disse, mas na minha cabeça pensei "duas horas". – E eu também posso usar a bombinha e deixar um leite na geladeira.

Eu tinha experimentado a bomba para tirar leite algumas vezes, por recreação, não para explicitamente comprar, com o meu próprio leite, um tempo longe. A bomba era justamente como eu imaginava, parecia algo que você usaria para masturbar um animal de fazenda. O extrator da máquina era uma caixinha amarela do tamanho de uma torradeira, que arquejava e suspirava em um barulho ritmado e mecânico de sucção. Este barulho era inicialmente perturbador, como se tentasse me dizer algo, mas não encontrasse um idioma que servisse. Havia dois tubos de borracha que saíam da caixinha e iam até as ventosas (que pareciam buzinas antigas), e de lá para duas mamadeiras que coletavam o leite. As ventosas eram onde a mágica acontecia, onde entravam os seios. Sugados pela máquina, meus mamilos pareciam caramelos longos e cor de rosa, esticados e ordenhados.

Na primeira vez em que vi o leite sair do meu corpo para este aparelho, me senti enjoada e, então, estranhamente excitada. Não é sempre na vida que ganhamos uma secreção novinha em folha. Mas isso foi no fim da gravidez, e agora que o bebê estava aqui, não havia nada de sensual nisso. Não havia nada de sensual em nada, na verdade. E grudar meus mamilos já ralados em uma máquina de leite entre o horário das mamadas me pareceu desnecessariamente punitivo. A menos, é claro, que compre sua liberdade.

Na manhã seguinte, pus meu computador na bolsa e deixei os horrendos Crocs roxos que tinha jurado usar somente no fim da gravidez na porta. Então deitei na cama com o bebê para amamentá-lo. Pus o bebê em um peito e a bomba em outro. Batia o pé, olhando do bebê para a bomba, e então para o relógio, e para a bomba, sabendo que assim que ele parasse de mamar, o cronômetro começaria: em uma hora, uma hora e meia, ele teria fome novamente. Isso sendo otimista. Ele finalmente parou de mamar e levantei de um pulo só, praticamente atirando o bebê em Dustin. Eu tinha bombeado cerca de 30 mililitros de leite materno do peito direito, que era um terço de uma mamada decente, na época. Olhei meio de cara feia e enfiei a mamadeira na geladeira, sabendo que eu voltaria para casa antes que ele sentisse fome, de qualquer jeito.

– A que horas, exatamente, você vai voltar? – perguntou Dustin, com uma cara preocupada, instintivamente sacudindo de leve o bebê.

– Bem, ele acabou de comer, então… às 11 horas? – Pendurei a bolsa no ombro e tentei não fazer contato visual com nenhum deles enquanto me dirigia para a porta.

– Dez e meia – respondeu ele.

– O quê?! – Eu era uma adolescente negociando o toque de recolher. – Não consigo fazer nada em uma hora…

A minha voz falhou e os olhos se encheram de lágrimas enquanto eu largava a maçaneta da porta e pensava sobre os "dias de antigamente". Apenas algumas semanas antes, eu tinha dias de completa solidão a minha frente. Começava na rua, em algum lugar, escrevendo coisas sem sentido em um caderno, e então me sentava na biblioteca para surfar na internet, tentando entrar no "clima de escrita". Naquela época, eu estava entediada e sedenta por algum tipo de estrutura, mas agora, depois de seis semanas em nosso apartamento minúsculo, debatendo-me com Dustin a cada dia exaustivo (e noite também), tudo que eu queria era passar um tempo sozinha, deixar minha mente vagar, ouvir música, recuperar algum traço de uma vida interior.

– Bom, tem algum leite? – perguntou Dustin. Ele abriu a geladeira de um jeito que eu só podia interpretar como acusatório.

– Eu tentei – respondi. Me senti um fracasso, uma idiota. Mas o que eu devia fazer? A amamentação envolvia inteiramente a oferta e a demanda. Meu corpo produzia magicamente a porção exata de leite que o bebê precisava. Talvez eu devesse ter bombeado desde o começo, mas acrescentar mais uma tarefa, mais uma intrusão em meu corpo? Olhei para Dustin com olhos suplicantes, implorando a ele que tivesse piedade de mim.

– Você não sabe como é – disse Dustin com a voz trêmula. – Você não o ouve berrar sempre que você sai, mesmo que seja por uns minutos. Pode simplesmente botar o peito pra fora e...

— *Eu* não sei como é? — eu o interrompi, exasperada e pronta para a briga, mas dolorosamente ciente de que o tempo estava passando. — *Tá bom* — esbravejei. — Estarei de volta em uma hora.

Peguei minhas chaves e bati a porta com toda a força ao sair. Eu sabia que estava sendo uma cretina, mas assim que escancarei a porta do nosso prédio, passei a não me importar mais. Eu estava livre. Meu corpo se sentia como um tipo de carne com pernas e duas espingardas d'água no lugar dos meus peitos, mas pelo menos o sol brilhava. Eu estava vestindo óculos de sol, calça legging e uma camiseta, os cabelos despenteados. Pensei em como seria louco uma pessoa olhar para mim e não saber por que eu estava tão desgrenhada. Eu podia ser qualquer uma. Podia estar de ressaca. E senti que deveria estar usando uma placa pendurada no pescoço. Algo como "MÃE NOVATA", ou "ESTOU AMAMENTANDO". Uma coisa bem à *A letra escarlate*, para que todos soubessem de minha situação atual. *Pelo menos, não estou mais grávida. Isso já é alguma coisa*, eu disse a mim mesma, então pus meus fones de ouvido com a música bem alta e desci os degraus da frente do prédio, sentindo que eu poderia chorar de felicidade. Estava com pressa, mas livre. Com hora para voltar, mas livre. Estava mais livre do que jamais estivera em minhas tardes infinitas e sem hora para voltar.

Meu devaneio foi interrompido quando passei por um vizinho idoso e ele gritou para mim:

— Ei! Cadê o seu bebê? — Na voz dele havia verdadeira preocupação, as mãos, em forma de concha sobre a boca. Ele usava uma camiseta regata manchada e uma bandana em volta do pescoço.

Eu ri e me virei para olhá-lo, os fones de ouvidos ainda nos ouvidos.

— Com o pai dele!

Jurei para mim mesma que, na próxima vez que alguém me perguntasse isso, eu olharia em volta, em pânico, e começaria a bater nos meus bolsos.

— Meu bebê?! Não sei! Você o viu?

Eu só tinha noventa minutos. Agora, 86 minutos. Seriam oitenta até que eu pegasse meu café e me sentasse, 65 quando eu começasse a trabalhar. Se eu descontasse o tempo que levaria para voltar para casa, eu tinha uma hora. Esse cálculo me deu tanta raiva que quis chutar alguma coisa. Eu me sentia desconfortavelmente "fêmea", encurralada. Quando cheguei à esquina do cruzamento que eu deveria atravessar, não esperei o sinal de pedestres abrir, disparei pelos carros estacionados do outro lado – como eu não fazia há meses, um ano, talvez. Escancarei a porta do café e deixei que um pensamento se acomodasse em mim: eu já podia sair de casa sozinha. Embarcar em um vagão, cruzar um rio pelos túneis subterrâneos e estar em uma parte diferente da cidade (onde o bebê não estivesse). Ele não estava mais me cutucando por dentro. E agora eu podia me sentir diante do computador por uma hora sem ouvi-lo chorar.

● ● ●

Depois de me preocupar a gravidez inteira se conseguiria desempenhar bem o meu papel na arte feminina, a amamentação aconteceu tranquilamente. Ou tão tranquilamente quanto poderia acontecer. Quando a enfermeira me entregou o bebê, apenas vinte minutos depois da cesariana, eu estava deitada de barriga para cima, ainda tremendo com a adrenalina e anestesiada da cintura para baixo. Já não dormia havia dias. Eles enfiaram aquele pacotinho na minha axila e eu, ansiosa por fazer a coisa certa, saquei meu enorme peito para fora da camisola do hospital, mesmo com todo mundo olhando. E eram uma combinação perfeita: meu peito e meu bebê. Ele o atacou como se fosse uma piranha, sabendo, melhor do que eu, o que fazer. Eu só tive que ficar parada, olhar para ele com admiração e deixar que o alívio me percorresse – o alívio de reconhecimento, finalmente. Ele sugou e sugou, precisando de mim como ninguém jamais precisara antes.

Ele nasceu sabendo. Graças a Deus, tipo, pra cacete mesmo, nessa parte tudo deu certo. Fiquei maravilhada com ele, naquele chapeuzinho. As enfermeiras entrelaçavam as mãos, contentes, e eu, em retorno, demonstrava felicidade também, sentindo-me como uma ótima aluna. Foi a primeira conquista dele, e meu primeiro sucesso indireto.

Dentro de poucas horas, meu sorriso orgulhoso desapareceu. Eu me sentei ereta na cama, vigilante, amamentando-o pontualmente, as costas doentes, os braços doendo pelo esforço. O suor escorria pelos meus braços e para dentro das novas entrâncias no meu corpo esvaziado. Minhas entranhas pareciam empilhadas no espaço entre meus seios, que, por sua vez, eram como dois pêndulos. Meus mamilos ardiam. As enfermeiras entravam e saíam, ajustando a mim e a ele. Os conselhos delas eram contraditórios. E eu não conseguia me lembrar do que *A arte de amamentar* dizia sobre o assunto. A amamentação, a esta altura, era, na mesma proporção, um sucesso e um ataque, algo que me acertou rápido demais para que eu pudesse lidar, e que acontecia quase constantemente.

Minha vontade era de gritar: "Já que sabem tanto, me digam o que fazer!".

A enfermeira-chefe se aproximou de mim, dos meus peitos suados e do bebê molinho que eu não sabia bem como segurar.

– Isso aqui parece um princípio de lesão – disse ela, com o cenho franzido.

Eu não sabia o que uma lesão significava naquele contexto, mas sabia que não queria uma no meu mamilo. Imaginei minha auréola pendurada por um fio de pele, como um olho para fora da cavidade ocular. Meu mamilo ardia e doía. Nesta primeira vez, meus seios pareciam joelhos ralados sobre os quais eu tinha que rastejar. Eu queria fazer um curativo neles e escondê-los, mas tinha que continuar oferecendo-os à boca do peixe faminto, a fonte da lesão.

Esta dificuldade inicial fez com que parecesse que o objetivo era "entender as coisas". Domínio. Esforço. *Sobrevivência*. Meus seios acabaram se recuperando, eventualmente, começaram a produzir mesmo leite e o bebê parou de perder peso. ("É normal", todos insistiam, mas não me parecia correto deixar o bebê passar fome nos primeiros dias antes do leite descer mesmo.) Meus braços e o corpo dele começaram a se entender. Fizemos isso juntos.

E então a questão mudou. Não era mais se eu *poderia* ou não amamentar. Era se eu *faria* isso ou não. Eu poderia continuar a controlar mentalmente o tempo, desabotoar a camisa, a me preocupar com o que botava para dentro do meu corpo? Era um jeito tão objetivo de me sentir uma boa mãe. Eu poderia usá-lo para afastar a insegurança e garantir que eu tinha feito tudo certinho, tudo que eu podia. Este tipo de esforço era mais confiável, para mim, do que o amor. Era empírico, estava de fato acontecendo. Era algo a que eu podia me apegar no meio da noite.

Sentar à mesa de meu bom e velho café fez com que eu me sentisse alguém em um relacionamento à distância, minha escrita e eu em um de nossos raros fins de semana juntas. Nossos encontros seriam limitados, e entre eles haveria apenas o desejo.

Abri meu computador e imediatamente me senti um gênio. Acontece que escrever era mais fácil do que cuidar de um bebê. Era algo que eu sabia fazer, tecnicamente. A vida de ninguém dependia daquilo.

Além disso, não havia tempo para procrastinação, não mais. Não havia tempo para ficar paralisada, duvidando de mim mesma. Eu temia que ter um bebê acabasse com qualquer ambição que eu tivesse, mas agora o contrário estava acontecendo. Eu tinha passado o último mês pensando sobre a condição humana, escrevendo artigos na minha cabeça, e agora eu estava frenética, cheia de coisas a dizer. A escrita não era mais a coisa mais importante na minha vida, e isso só me fez amá-la mais. Era uma tarefa da qual eu podia dar conta, subitamente. Pequena o suficiente para me empoderar. Era isso. E se este tivesse sido o motivo de eu ter tido o bebê?

Perdi a noção do tempo e me esqueci que tinha um corpo. Quer dizer, isso até que meus seios começassem a formigar e eu voltasse a mim com um choque. *O bebê!* Dei um jeito de terminar a postagem em que estava trabalhando, publiquei, fechei o computador e saí correndo para casa. Quando meu leite desceu, imaginei o bebê se manifestando com uma fome desesperadora no outro lado do fio invisível entre meu filho e eu. A estranha pontada que senti quando aconteceu foi como sentir vontade de fazer xixi, só que fisicamente menos dolorida. Era como precisar, emocionalmente, fazer xixi. Como se prender o xixi fizesse alguma outra pessoa sofrer.

Andei o mais rápido que pude, e cheguei a pensar que conseguia ouvir o bebê chorando em nosso apartamento, com Dustin cada vez mais furioso. Meus seios estavam cheios de leite, endurecidos e esticando minha pele. Quando finalmente cheguei em casa, escancarei a porta e escutei o choro do bebê, conforme eu temia. Uma onda de culpa me percorreu enquanto eu o pegava do colo de Dustin, murmurando pedidos de desculpas. (Nos dias seguintes, sentia uma onda de arrependimento quando chegava em casa e o bebê não estava chorando – eu poderia ter ficado no café por mais alguns minutos. Devia ter concluído meu raciocínio.)

Assim que o bebê abocanhou meu peito, explodi em lágrimas – de alívio, de fúria. Eu tinha essa idealização de como seria a amamentação. Não da experiência física, mas dos horários, do jeito como devia se encaixar entre outras atividades. Imaginava que seria algo em segundo plano, que aconteceria enquanto eu tocava normalmente minha vida. E de que outra forma algo assim seria tolerável? O som baixinho da sucção de uma bomba de amamentação durante uma chamada em conferência, uma camiseta levantada no metrô, tão rotineiro que ninguém notaria. As pernas de um bebê se mexendo no corredor de um avião, a cabeça dele e meus seios escondidos sob uma manta fina. Eu queria ser uma dessas mulheres que, sem nenhum tipo de abalo, põem o peito para fora em um restaurante, durante um papo. É assim que vendem a coisa toda pra você: É tão conveniente! Sempre com você. *Natural. Completamente livre!* "Amamentar é tão fácil!", é como as páginas de internet sobre amamentação abordam o assunto (toda mãe que amamenta e que tem uma conexão de internet passa madrugadas demais on-line, lendo artigos de consultores no assunto, que as deixam culpadas).

Mas essa função fácil e natural do corpo exige foco, se não na tarefa em execução, então no relógio. Pule uma mamada e todo o esquema de oferta e demanda irá por água abaixo. Pule uma mamada e o leite que você não pôs para fora talvez nunca mais apareça, como um amigo com quem você desmarca além da conta e então ele para de responder suas mensagens. Você pode acabar com um duto de leite entupido, um bloqueio doloroso e inflamatório que pode levar a uma infecção chamada mastite, que é como pegar uma gripe e ser esfaqueada nos seios, ao mesmo tempo. Pior ainda, seu bebê pode acabar com um atraso de crescimento, ficar desnutrido sem que você sequer perceba. Toda a nutrição do bebê – e boa parte do bem-estar emocional dele – depende completamente do corpo da mãe.

– Sabe – disse Dustin em uma dessas longas manhãs –, você não precisa fazer isso. Você pode parar a qualquer hora.
– Rá! – respondi. Não sabia bem se ria alto ou chorava.
– Nós daríamos leite em pó para ele e tudo ficaria bem. Eu ficaria tranquilo com isso.
– Você tem que dizer isso.
– Mas eu realmente ficaria!

Eu sabia que *podia* desistir a qualquer momento, embora não me sentisse assim. Não quando o manual para bebês do doutor Sears que tínhamos em nossa mesa de centro dizia que amamentar sempre que o bebê pedisse era "construir uma base sólida para a pessoa que seu filho se tornará mais tarde". Não, eu não podia desistir. Não quando tinha chegado tão longe, me esforçado tanto. *Talvez algo aconteça*, pensei, uma esperança secreta. *Talvez aconteça alguma coisa e meu leite desapareça.*

Eu odiava estar tão oprimida, e odiava odiar isso. Pensar em mim mesma como genuinamente limitada, na verdade, impedida pela amamentação, fazia com que eu me sentisse um enorme fracasso. Considerando que amamentar era algo que só eu poderia fazer pelo bebê, algo que eu não poderia interromper por um tempo sem sofrer as consequências, então é lógico que eu me sentia sobrecarregada e ressentida, mas só enxergo isso agora, que vejo tudo de fora. Na época, eu temia que reclamar ou admitir como eu realmente me sentia me fizesse soar como uma mimada sem instinto materno, que não fazia nada se não o que queria. Eu não deveria, acima de tudo, ser grata pelo que meu corpo podia fazer? Todos os livros e páginas e doutores e enfermeiras e instrutoras de ioga insistiam que amamentar meu bebê por pelo menos um ano – se não mais – era inquestionavelmente benéfico, e não apenas para o bebê. Supostamente, era uma recompensa para mim também.

"A amamentação é barata, sempre disponível e totalmente portátil", argumentou uma das consultoras em lactação da internet. "Não desista de uma das mais incríveis experiências de sua vida só porque você está com dificuldades em desenvolver uma nova habilidade. Desista e sempre se perguntará o que teria acontecido – e se arrependerá. Persista e saberá – você será recompensada."

Eu deveria ter suspeitado da suposta recompensa inerente a um trabalho não remunerado que só pode ser desempenhado pelo corpo feminino (amamentação: um trabalho não remunerado que você não pode botar no currículo), mas continuei torcendo para que se tornasse real. O parto normal era supostamente outra "experiência incrível", mas essa eu já tinha fodido, então não tinha a menor chance de eu desistir de amamentar (Dúvida! Arrependimento!). Eu continuei esperando pela recompensa.

Eu sentia traços de dúvida e arrependimento vez ou outra. Algo ancestral e primitivo, uma alquimia no meio da noite. Eu me sentia mamífera, como uma mulher das cavernas que encontrou o propósito de sua vida. *Eu te amo, você precisa de mim, eu te alimento.* Era meu atalho para a autoridade maternal, e eu era grata por isso.

O bebê contra seu corpo, te cutucando, vocês dois quietos e paradinhos e olhando um nos olhos do outro – estava claro que essa intimidade era o que todos procurávamos. O prazer e a revelação eram passageiros, no entanto. Vinham em momentos de contentamento e se esvaneciam quando minha vida passava por mim. O mundo todo espera que você faça isso, mas o mundo não espera enquanto você o faz. As pessoas não te acomodam. Elas sequer sabem para onde olhar quando você amamenta.

Todo esse ano que passei amamentando, eu ainda era eu mesma. Ainda tinha ambições e desejos. Estava sempre calculando as horas, testando os limites do tempo, tentando ver com quanta vida eu conseguia lidar. Eu ainda precisava ganhar dinheiro. Ainda precisava permanecer sã. Mesmo quando amamentar se tornou mais fácil, quando o tempo entre as mamadas aumentou para quatro horas e a mamada durava cinco ou dez minutos, não conseguia afastar a sensação de que estava fazendo algo que tinha sido iludida a fazer, algo que era mais difícil e menos importante do que todos os livros e as páginas e os artigos sugeriam. Eles tinham subestimado meu tempo e minha sanidade. Ou tinham superestimado? Eu não conseguia decidir se a maternidade estava me mostrando como eu era forte ou como eu era fraca. E qual deles era preferível.

Em todo caso, cumpri meu dever, que às vezes era encantador, mas, na maior parte do tempo, não era. A amamentação não foi a experiência mais incrível da minha vida, e meu bebê ainda é um mortal. Ele ainda adoece. Fiz um grande esforço para amamentar o tanto quanto pude, por razões com as quais não me identifico mais. Ou nenhuma, exceto essa: eu queria desesperadamente fazer a coisa certa, embora ainda não tivesse a menor ideia do que era a coisa certa a fazer.

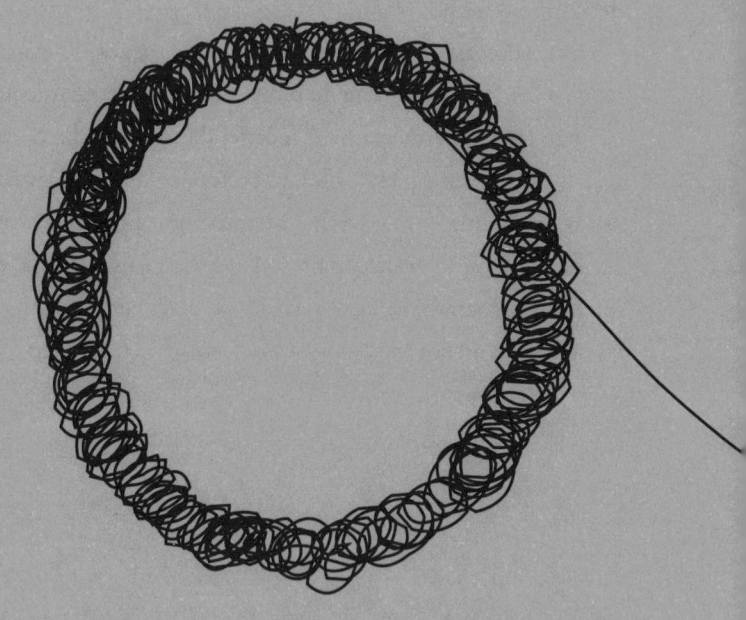

parceiro menos dedicado

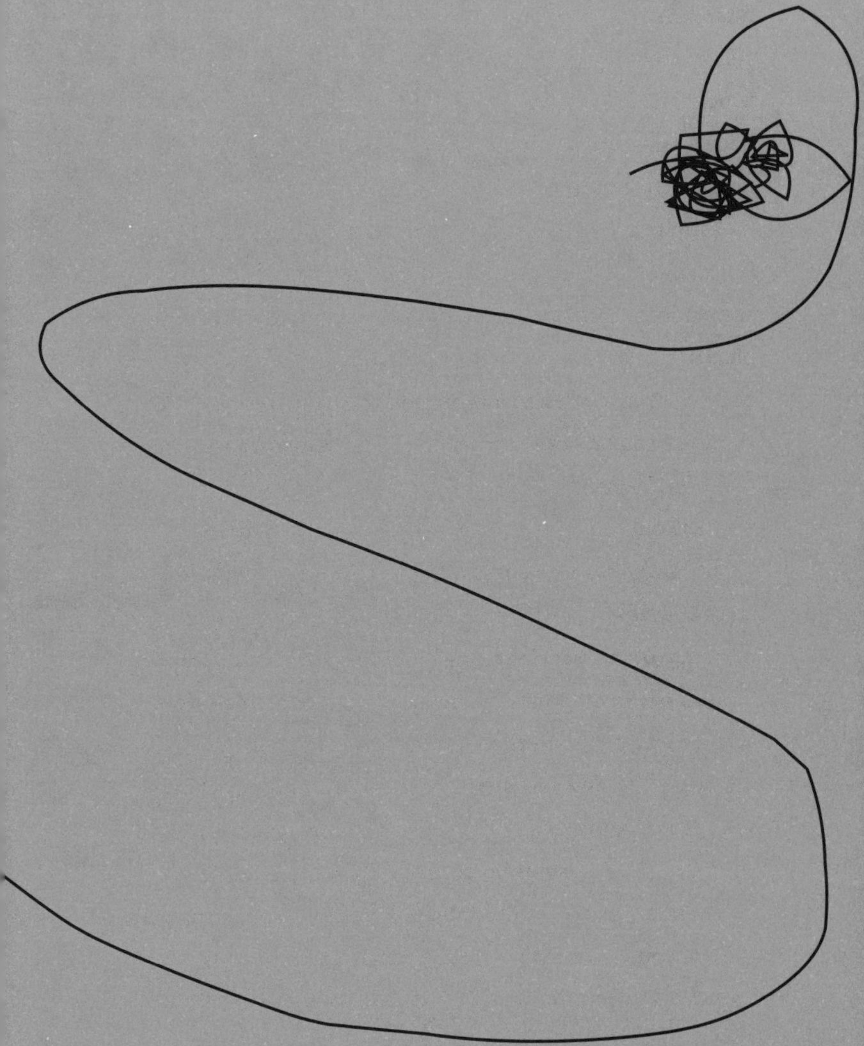

Foi quando estávamos naquele penoso período do primeiro ano como pais, quando o bebê tinha, digamos, entre três e seis meses de idade, e esperávamos estar mais ou menos funcionais e reintegrados à sociedade educada, mas, na verdade, estávamos completamente exaustos e alheios, que desenvolvi uma teoria: assim como em um relacionamento há sempre alguém que ama mais, um dos dois pais é sempre melhor na função. Por *melhor*, quero dizer, mais entusiasmado, mais disposto a sentar no tapete e brincar com os blocos, que se sente mais à vontade com um bebê apoiado nos quadris. Um dos pais tira dúvidas com o pediatra e discute treino de sono. O outro fica ali sentado, com um sorriso amarelo e ligeiramente constrangido.

Será que tenho que dizer? Dustin tinha um dom nato.

Quase toda vez que estávamos com outras pessoas, elas confirmavam essa dinâmica, as mulheres sussurrando para mim que ótimo pai ele era, com um tom bem conspiratório e feminino. Parentes me davam tapinhas no joelho ou trombavam de leve meu ombro no deles: "Uau, ele é *tão jeitoso* com o bebê." "Ele está tão *apegado*." Sorriam em aprovação aos sons de aviãozinho de Dustin quando ele levantava o bebê em cima da cabeça a caminho do trocador.

Eu fazia que sim com a cabeça, botava um sorriso no rosto e dizia, com a voz mais aguda para não soar amarga:

— Eu seeeeeeei…

Realmente eu me sentia grata, ainda que eu saísse perdendo na comparação com ele. E me sentia assim mesmo que ninguém achasse extraordinário quando eu trocava uma fralda, nem comentasse como eu estava "apegada" ao meu filho.

◉◉◉

Nossos papéis foram definidos nos primeiros dias. Fez sentido naquela época, quando eu era uma prisioneira do bebê. Meu corpo o carregara, parira e, agora, o sustentava. *Fazia sentido*, pensei, *que Dustin fizesse todo o resto*. E foi assim que aconteceu. O bebê bebia do meu corpo quase sempre, e eu, ainda me recuperando da cesariana, não podia andar nem me mover muito rápido. Então Dustin ia de um lado para o outro do apartamento, compensando o fato de ser um "macho". Hora do banho, hora de dormir, refeições, fraldas.

E não era só nos afazeres. Desde o início, Dustin tinha um entusiasmo aparentemente infinito em se abaixar no chão e fazer barulhos de animais. Nunca ficava constrangido com o fato de conversar com alguém que não responderia (como eu ficava e ainda fico). Ele comprou discos e dançava pela casa com nosso filho, e quando o bebê estava agitado, Dustin lia poesia, mitos gregos e romances de Thomas Hardy para ele. Eu me limitava a rolar os olhos e sair porta afora pisando pesado.

Dustin e eu costumávamos concordar em tudo. Parecia que ele me conhecia melhor do que ninguém. Mas agora que tínhamos um filho, eu me perguntava se nos conhecíamos realmente. Éramos menos um casal e mais colegas de trabalho, a serviço do mesmo projeto de humano.

Dustin parecia ter alguma coisa contra o carrinho, insistindo em carregar o bebê nos braços para todo o lado.

– Não é nada de mais – dizia. – Eu gosto.

Quando o bebê começou a comer comida sólida, Dustin se atirou no cozimento de maçãs e em transformar tudo em purê. Alimentava o bebê com uma tigelinha de madeira entalhada à mão, que ele queria usar em todas as refeições, e expressava uma leve desaprovação aos pratinhos de bebê que eu comprara na farmácia. Algo como "odeio toda essa merda".

Ele era o neurótico das fraldas de pano. Até que, certa manhã, declarei:

– Não vou mais ficar diante do vaso sanitário raspando cocô da fralda com uma colher de madeira!

– Tudo bem – ele respondeu. – Mas acho que eu vou continuar fazendo isso, de qualquer jeito.

Fiquei perplexa. Quem era aquela pessoa que nadava à minha volta, enquanto eu me debatia na água, como se fosse me afogar? E como eu poderia dizer a ele como me sentia, como podia acreditar que ele entenderia?

Eu não podia competir, nem queria. Decidi que se Dustin ia ficar obcecado com a paternidade, eu faria o mesmo com o trabalho. Nós nos definimos um contra o outro – ou eu me defini –, como se fôssemos gêmeos. O pai sensacional, a mãe boa o bastante. Aquele que faz tudo e aquela que fica sentada no sofá e deixa o bebê brincar com o iPhone (outra coisa que ele não aprovava).

Nos dias bons, eu aceitava nossa dinâmica, considerando-a uma espécie de retribuição geracional. Estávamos ambos subvertendo as expectativas de gênero. Pense em todas as mulheres que fizeram tudo sozinhas. (Pense em todos os pais que não fizeram nada. E naqueles que não *fazem* nada.) Eu merecia relaxar, em nome daquelas mulheres.

Nos dias ruins, eu me perguntei o que Dustin tentava provar. Nos dias realmente ruins, eu interpretava os esforços dele como crítica, como se ele estivesse esfregando na minha cara: *Veja tudo que você não faz.* Às vezes eu ficava tão cansada, tão furiosa. *Ele não consegue ver que eu ia passar o aspirador agora mesmo? Ele não percebe que não faz a menor diferença se não aspirarmos? Ele não acha, como eu acho, que merecemos um indulto?*

Minha desculpa para tudo era "tudo bem, nós temos um bebê". Mas então Dustin vinha e começava a passar um pano na bancada da cozinha, sem olhar para mim. Uma crítica velada.

Ele se tornou meu superego, a materialização para a autocrítica que habitava minha na mente.

○ ○ ○

Quando Anna, uma velha amiga que nos conhecia muito bem, veio à cidade, ela e eu ficamos para trás em uma caminhada à tarde. Ela gesticulou na direção de Dustin, que estava na nossa frente, carregando o bebê nos ombros, marchando e cantando.

– Você esperava por isso?

– É. Na verdade, sim – eu disse. É claro que eu esperava por isso. Ela me achava alguma idiota? O que eu não esperava era eu mesma. Pensei que fosse continuar a mesma. Pensei que seríamos iguais. O que me surpreendeu foi eu ter adotado fraldas descartáveis, minha sensação de que facilidade e conveniência era, agora, uma questão feminista. Fazer as coisas do jeito mais difícil costumava ser divertido, costumava ser o nosso lance – fazer uma torta, em vez de comprar; bicicleta, em vez de táxi, cultivar uma horta no jardim dos fundos, fazer zines de Natal para todo mundo. Mas isso era quando tínhamos tempo de sobra e angústia existencial. Agora tudo o que queríamos era sobreviver ao dia.

– O que está rolando com o Dustin? Isso é só a personalidade dele?

Eu suspirei. Realmente amava ele.

– Acho que sim. Lembra quando tivemos um problema com camundongos no apartamento e ele bolou aquele sistema todo elaborado com o balde e a tábua de madeira...

– Sim! É a herança do centro-oeste nele – disse Anna, que cresceu em Nova York.

– Exatamente – concordei, entendendo o que ela queria dizer. A "herança do *centro-oeste*" significava algo como "ele leva o lixo pra fora" e "se a pia está vazando, ele se abaixa e dá uma olhada com a lanterna". Ele sempre comprava papel higiênico e leite antes que terminassem. Quando compramos uma cômoda usada, ele disse que devíamos pintar se não gostássemos da cor. Ele alcançara o posto máximo dos escoteiros. Ia de bicicleta para todo lado e a carregava, pelas escadas, até nosso apartamento. Isso me transmitia segurança, bem lá no fundo, de alguma foram provavelmente sexista e que queria que alguém cuidasse de mim. Esse tipo de coisa.

Percebi, enquanto falava sobre ele, que eu era o exato oposto. Que eu nunca tinha assado uma torta antes de conhecê-lo, e que, na verdade, eu tinha resolvido não aprender a cozinhar. Talvez sob o estresse da nova situação, de sermos pais, qualquer que fosse a personalidade adulta que eu tivesse construído, estava sendo despida aos poucos, e tudo que me restaria seria meu "núcleo" adolescente. Era como o inverso de quando começamos a namorar, quando eu estava ligada em tudo o tempo todo e tentando ser meu melhor, encantadora e descolada, alguém que merecesse a afeição dele.

Anna se virou para mim.

– Seu amor por Dustin aumentou?

– Não – eu respondi sem pensar.

Anna não disse nada e temi que tivesse desapontado minha amiga. Eu sabia que minha resposta deveria ter sido: Vê-lo com o nosso filho me faz amá-lo ainda mais do que eu achava ser possível. Eu sabia que tinha – que tínhamos – muita sorte, mas quando eu os via juntos, sentia-me mais aliviada do que agradecida. Eu sentia vontade de fugir, de ir fazer algo em que eu fosse boa.

Ele era o bom pai. Eu era só a mãe padrão.

– Quero dizer, a igualdade é linda e tudo mais em teoria, mas só significa que agora temos que discutir tudo. Ninguém é a autoridade. *Ele está com febre. O que devemos fazer? Será que damos Tylenol? Ligamos para o pediatra? Quem vai ligar?* Aí ele duvida de mim. Como se eu não fizesse o bastante sozinha. Acho que, com as outras pessoas, a mãe só finge que sabe, e o pai banca o idiota em segundo plano.

– Mas se fosse assim você não ia querer, ia?

Eu não ia querer, era verdade. Mas seria legal ser aquela que *sabe*. A especialista. A mãe.

Não quis contar a Anna a fantasia que eu alimentava em dias em que me sentia muito aborrecida (quando me convencia, digamos, que Dustin estava varrendo o chão só para me deixar culpada): que se ele não estivesse ali, eu daria conta do recado. Eu teria que dar. Arranjaria um emprego de verdade e deixaria o bebê em uma creche. Deixaria ele chorar à noite. Daria a ele os potinhos de papinha de bebê que Dustin odiava, e não teria ninguém lá para me julgar.

Eu faria tudo sozinha e os créditos seriam todos meus. E, assim, não me sentiria uma criança resmungona, cansada e fraca, que precisa de alguém que cuide dela – que precisa de pais. A maternidade me tornou tão vulnerável... E ele tomou conta de mim e do bebê, como eu sabia que ele faria. Ele tinha que fazer isso, é claro. Mas parte de mim sentia que eu jamais estaria à altura.

◈ ◈ ◈

Anna e eu subimos as escadas até a minha casa. Estava na hora de alimentar o bebê. Dustin talvez fosse o bom pai, mas eu ainda era a mãe. Para bem ou para mal, eu tinha os peitos, o útero e o cheiro de mãe, e quando Anna e eu nos sentamos no sofá, meu filho praticamente saltou dos braços do pai para os meus. A competência de Dustin fazia com que eu me sentisse insegura, mas eu sabia que, não importava o que eu fizesse, o bebê ainda seria obcecado por mim: a fonte de alimento dele. Enquanto eu amamentasse, seríamos melhores amigos, unidos pela teta, que jamais ficariam longe um do outro por mais do que algumas horas. Quando ele olhava para mim do trocador, eu podia jurar que ele via minha alma. Sem julgamentos, noções pré-concebidas, suposições. Ele só me via, me amava e existia. Era tão íntimo que eu mal aguentava olhar de volta.

Nós todos tiramos os sapatos, e o bebê e eu nos acomodamos no sofá. Anna se sentou no chão da sala de estar, de frente para nós, observando a cena de baixo para cima.

– Você é uma mãe! – ela disse, como se ainda fosse surreal.

Eu ri e corei um pouco, ainda desacostumada à palavra. Talvez isso fosse parte do problema. Dustin havia aceitado a paternidade, mas eu não conseguia falar *mãe* em voz alta, não até que meu filho dissesse. Era constrangedor. Parecia bobeira, ou falsidade. Mas, de qualquer forma, quem queria ser uma mãe? *Mãe* dava a ideia de um relacionamento com alguém, não um indivíduo. Uma mãe era sua serva. Uma mãe pegava a coisa errada no mercado. Uma mãe precisava parar e comprar selos no caminho de volta do treino de futebol, e você a odiava por isso. Uma mãe usava uma blusa branca de colarinho e se postava diante da ilha da cozinha para vender cereais nos comerciais de televisão. Mães se aglomeravam em bancos nas pracinhas e tiravam petiscos das bolsas. Elas ocupavam a calçada toda com os malditos carrinhos. Mães enchiam o saco. Mães eram estressadas. Eu sabia que tudo isso vinha de uma misoginia internalizada, culpa e uma péssima política pública, mas ainda não conseguia lidar com aquilo. Não havia uma mãe que eu quisesse ser. Eu queria ser eu mesma, mas melhor. Queria ser o tipo de pessoa que acordava antes do bebê e saía para correr. Era isso que minha mãe fazia com a gente. Para mim, era isso que uma mãe era: alguém que estava sempre um passo à frente de todos, que cuidava de tudo da casa e que chegava com compras de mercado bem na hora em que você se perguntava onde ela estava.

Isso era exatamente o que eu não era.

● ● ●

— E aí, você conheceu outras mães? — Anna me cutucou gentilmente. — Entrou em algum grupo?

— Não — admiti. — Tipo, oficialmente não. — Eu já tinha me acostumado à ideia de que eventualmente resolveria minhas questões e faria amizades com todos os tipos de mães, naturalmente. Seriam pessoas reais, não estereótipos. Uma mãe e eu trocaríamos um olhar no parquinho e eu elogiaria a tatuagem dela e faria uma piada e, quando eu menos esperasse, estaria tomando chá na cozinha dela. Nós nos revezaríamos consolando e elogiando uma à outra igualmente. Nossos bebês, é claro, estariam tirando uma soneca no cômodo ao lado.

Mas isso ainda não tinha acontecido, e daí? Eu já tinha amigos. Amigos de verdade, que entendiam minhas piadas e para quem eu não tinha tempo. Amigos como Anna, pessoas que estavam observando com interesse enquanto eu vivia esse estranho experimento.

– Você não acha que ajudaria? Sabe, conversar com alguém que entendesse o que você está passando?

– Ah, provavelmente – cedi, bem na hora em que Dustin veio pegar o bebê, que adormecera nos meus braços enquanto mamava. Ele o carregou em um dos antebraços, balançando um pouquinho enquanto subia as escadas para deitar aquele corpinho no berço. Conseguíamos ouvir enquanto ele murmurava uma canção de ninar do andar de cima. *Quem é esse cara?* Eu encolhi os ombros e me sentei sobre minhas pernas no sofá, tentando não parecer impressionada.

Na manhã seguinte, Anna e o namorado voltaram para São Francisco, e avistei uma mulher da ioga para gestantes no café da nossa vizinhança. Fiquei surpresa quando percebi como eu estava feliz em vê-la, parecia que eu tinha acabado de encontrar um carinha por quem eu nutria certo interesse no shopping. De algum jeito, diferente de mim, ela estava tão bonita quanto já era na última vez que a vi, quando ficamos conversando na esquina depois da aula de ioga e confessamos uma à outra o medo que tínhamos do parto. Eu tinha prometido que mandaria um e-mail para ela quando o bebê chegasse, mas acabei nunca enviando.

– Você vai lá na contação de histórias na biblioteca hoje? – ela me perguntou. Era um pouco mais alta do que eu e tinha grandes olhos castanhos. Tinha um jeito formidável, mas gentil, de passar com o carrinho pelas pessoas que esperavam as bebidas.

– Ah, não sei – respondi. – O Dustin já foi com o bebê, mas eu nunca fui. Já vi as mães entrando enquanto terminava alguns trabalhos, mas me pareceu bem intimidador!

Ela riu de mim.

– Mas é tão bom sair de casa, sabe? É uma coisa para fazer.

Mandei meu novo plano para Dustin em uma mensagem de texto e, surpreendendo a mim mesma, fui até em casa para buscar o bebê. *Aqui estou*, pensei, *virando mais uma página. Estou aberta e receptiva. Talvez o próximo passo seja eu começar a me exercitar.*

Reconheci algumas das mães das aulas de ioga e parto, e as que eu não conhecia me olharam com interesse, e eu a elas. Disse um *Oi* bem baixinho e, com vergonha, puxei uma cadeira e me sentei com um grupo distinto de mulheres cujos bebês tinham a idade do meu filho. Elas pareciam se conhecer bem, deviam frequentar a contação de histórias há semanas. Elas aproximaram as próprias cadeiras – pelo que senti, meio a contragosto – para abrir espaço para mim, e imediatamente odiei todas elas. As canções já haviam começado, então tirei meu bebê do carrinho e o pus no meu colo, perguntando-me se eu deveria fazer gesto enquanto cantava a conhecida cantiga. Será que eu deveria bater o pezinho dele durante "Se você está feliz", ou era para bater meu próprio pé?

– A gente tem que levantar? – perguntei, sussurrando à mulher que estava ao meu lado. Ela me dirigiu um olhar esquisito.

– Você não tem que fazer nada! – respondeu, e então se levantou rapidamente e ergueu seu bebê no ar, rindo com o que parecia ser uma alegria genuína.

Eu fiquei ali, sentada, inibida, tentando fazer uma cara empolgada para o meu filho, que estava muito ocupado com todos aqueles estímulos para me notar. *Que inferno*, pensei. Comecei a suar nas axilas, a sentir formigamento, e, na minha mente, eu estava aos berros, sentindo-me uma adolescente outra vez, ou uma criança na aula de Educação Física. Eu me senti nova. Eu era nova.

No fim da história, as crianças brincavam juntas. É claro que isso era impossível, já que nossos bebês eram recém-nascidos. A hora de brincar servia para que as mães interagissem, conversassem educadamente. Quando você é mãe de um bebê novinho, entretanto, uma conversa educada normalmente se torna uma busca desesperada por informações: "Como é a soneca do seu bebê, como ele come, que marca de fraldas você usa?". O truque é responder as perguntas com honestidade. Mas esteja pronta para rejeitar o que quer que você faça se, comparado à rotina das outras pessoas, for muito extenuante ou muito despojado. A fantasia é conhecer outro pai ou mãe que faça as mesmas coisas que você. Assim não será necessário questionar nem defender nada.

No porão da biblioteca, não encontrei ninguém como eu. Ninguém odiava aquilo o bastante. Ninguém sentia ímpetos suicidas, nem estava desesperado por um drinque. Uma mulher – que usava tênis slip on brilhantes e uma legging clara que ressaltava sua barriga ainda pronunciada – era claramente a líder. Ela pediu meu e-mail para poder me adicionar ao grupo.

– Olhe só o meu controle do pescoço – ela gritou, apontando pro meu bebê. Eu entrei em pânico. O bebê dela era uma coisinha molenga que caía para o lado. – Ele está com quantas semanas?

Lutei contra o ímpeto de dizer que ele era mais velho. Eu não precisava que nenhuma dessas mulheres se ressentisse de mim por causa das habilidades motoras do meu filho.

– Como ele tem dormido? – ela perguntou.

– Mal. Terrivelmente – respondi, esperando compensar o lance do pescoço. Quando alguém comentava como ele era fofo, eu me pegava apontando a falta de cabelo dele. Estava depreciando meu bebê. Ele não tinha nem quatro meses de idade e já era vítima da minha insegurança.

Quando a líder pediu licença para ir falar com outra pessoa, eu me vi sentada, sozinha, com o bebê no colo. Olhei em volta da sala, sem fazer contato visual com ninguém, sentindo-me mais sozinha do que quando cheguei. Eu me sentia feia e constrangida, uma pilha de carne em algodão cinza de jersey. Meu corpo, eu já sabia, parecia uma cena de crime, mas até meu rosto estava feio ultimamente. Meu cabelo estava desbotado e eu o prendia, ainda molhado, em um rabo de cavalo, todas as manhãs. Mesmo quando eu me maquiava, aparentava, e me sentia, alguém cuja vida fora drenada do corpo. Tentei parecer ocupada, brincando com meu próprio bebê enquanto ouvia as mulheres ao redor interrogando ansiosamente umas às outras. Elas explicavam a agenda diária em detalhes precisos. "Por quanto tempo ele dorme? Ela tira três sonecas ou duas? Ela dorme no carrinho, no seu colo, no berço ou no canguru? Ele toma 60 ml ou 90 ml de leite bombeado a cada mamadeira? Quero dizer, eu nem sei, eu só amamento. Você vai voltar a trabalhar com seis ou oito semanas? Acho que não vou mais voltar a trabalhar. Eu preciso. Amei esse macacãozinho. Não é uma graça? É da Carter's? Da Carter's para a Target ou Carter's mesmo?"

Eu queria tanto saber das minúcias dos dias circunscritos quanto elas, mas também me enchia de autocrítica por sequer me importar. Soávamos tão desesperadas, nós, mães. Tão chatas. Dá para acreditar que nossa vida se reduziu a isso?, eu queria dizer. *Lembra quando éramos pessoas de verdade? Lembra quando você sentia que controlava a própria vida?*

Olhei em volta uma última vez e então, sentindo-me tomada pela tristeza, prendi o canguru na cintura enquanto balançava precariamente o bebê no colo, fechei o pequenino capuz dele e o aninhei no meu peito, passei meus braços pelas tiras. Beijei a cabeça dele. Ele arruinou minha vida, mas eu o amava. Eu tinha rancor dele por isso.

Olhei para a direita, para a esquerda e disparei escada acima. A biblioteca estava cheia de gente normal, lendo livros e trabalhando. Passei por eles e atravessei a porta. *Eu só queria um bebê*, pensei. *Não quero ser uma mãe. Quero ser uma escritora. Quero ser levada a sério. Quero dinheiro. Quero mais tempo. Quero perder peso. Quero ser bonita. Quero um dia inteiro só para mim, embora nem consiga me lembrar do que eu fazia quando eu tinha dias só para mim.*

Quando cheguei em casa, desabei na cama para amamentar o bebê enquanto Dustin orbitava à nossa volta.

– Oi, *família*! – ele disse, enfatizando *família*.

Era isso que éramos? Ele nos abraçou e eu gemi. Da mesma forma como eu ainda não era uma mãe, definitivamente não éramos uma família, não para mim. A palavra parecia brega e forçada. Queria chutá-la e demandá-la somente quando eu me sentisse bem e pronta. Quando eu estivesse com um estado de espírito melhor. Quando me sentisse merecedora.

– E aí? – perguntou Dustin, curioso. – Como foi?

– Ah, você sabe. Uma idiotice – respondi.

– Ah, que isso. Eu acho legal! A moça que canta as músicas...

– Aham, você não me contou que havia *música* envolvida. Jesus Cristo.

Ele riu e se levantou para terminar de cozinhar o jantar.

– Você conversou com alguém quando foi? – perguntei.

– Não. Tipo, não sei. Eu não ignoro as pessoas. Só passo um tempo com o nosso carinha aqui.

– Quer dizer que você não conheceu as mães? Ah, meu Deus. É uma cena grotesca.

Ele riu e admitiu que não fazia ideia do que eu estava falando. Eu o invejei por isso. Ninguém sugeria a ele que ficasse amigo de outros pais. Ele demoliu as poucas expectativas em relação à paternidade enquanto eu me tornei defensiva. Temi que minha vida fosse devorada pela maternidade, ser completamente consumida. Ele parecia a anos-luz de mim. Até o amor dele me confundia. Eu não me sentia merecedora dele.

Eu queria ser tomada por nossa nova felicidade honestamente, sem ter que me esforçar, em algum momento mais tarde. Queria que fosse inegável, que nos pegasse de surpresa. Uma mãe, um pai, um bebê, uma família. Eu seria feliz (apesar de mim mesma). Eu acordaria antes do resto da família e daria uma corrida. Antes disso, no entanto, queria que alguém viesse e concordasse que, sim, estava tudo uma merda. E eu queria muito que essa pessoa fosse ele.

Em vez disso, ele veio se sentar na ponta da cama e fazer barulhinhos alegres para nós, beijando minha bochecha, meu pescoço, meu ouvido, enquanto eu ia ficando mais e mais tensa e suplicava, mentalmente, que ele não dissesse aquilo. Mas ele disse, de qualquer forma:

– Minha *família*!

O que me ocorreu foi que, oh, talvez ele já estivesse feliz. Talvez só tentar já tivesse funcionado para ele, o que fez com que o "clique" da paternidade acontecesse tão antes do meu. Talvez fosse porque ele tinha liberdade para tentar, para fazer um esforço, escolher comparecer.

Se estava funcionando ou não, eu podia ver que ele estava tentando por mim – por todos nós. Ele estava se agarrando às coisas boas que tínhamos e segurando as pontas. Talvez ele soubesse que não podíamos, os dois, desmoronar. Talvez ele visse que eu precisava que fosse minha vez de desmoronar. Eu precisava poder desmoronar. Eu precisava lidar com tudo aquilo no meu próprio ritmo. E até lá, alguém precisava preparar o jantar.

nstinto materno

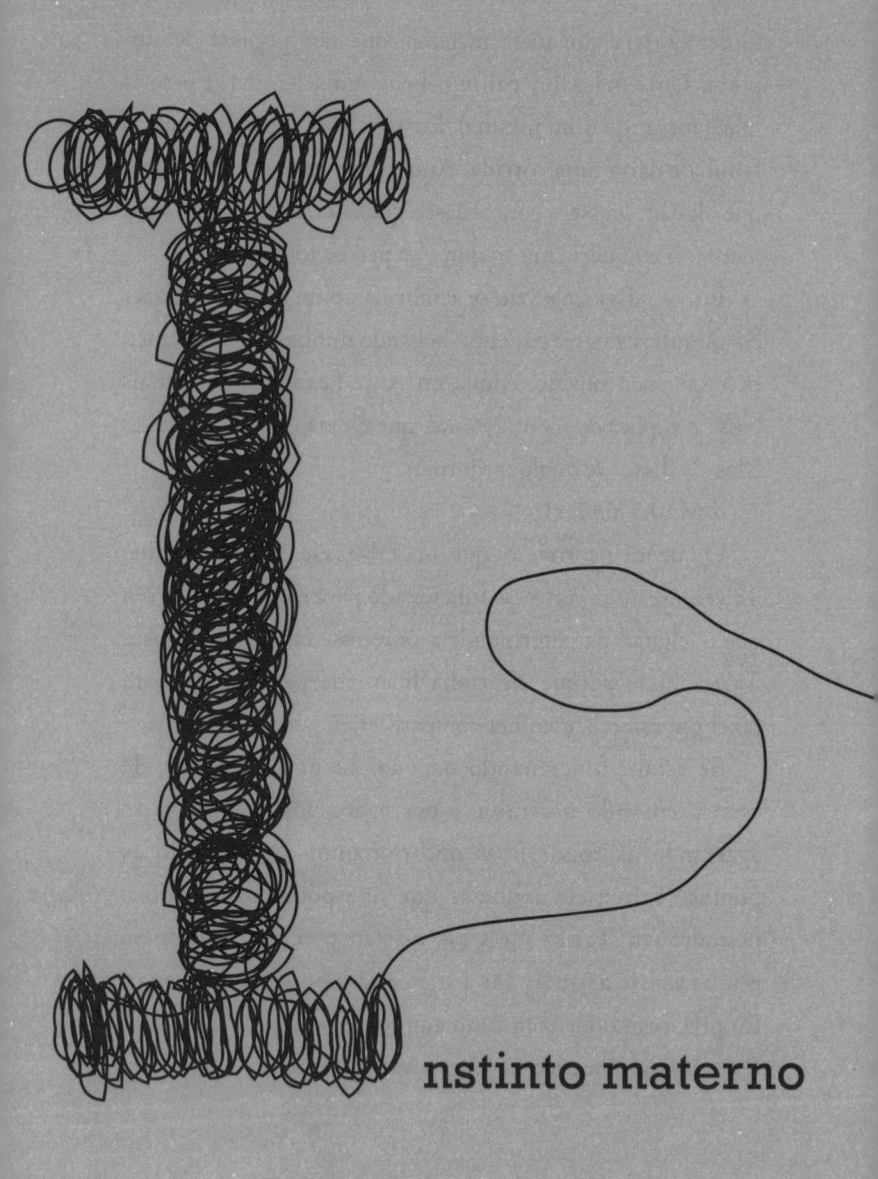

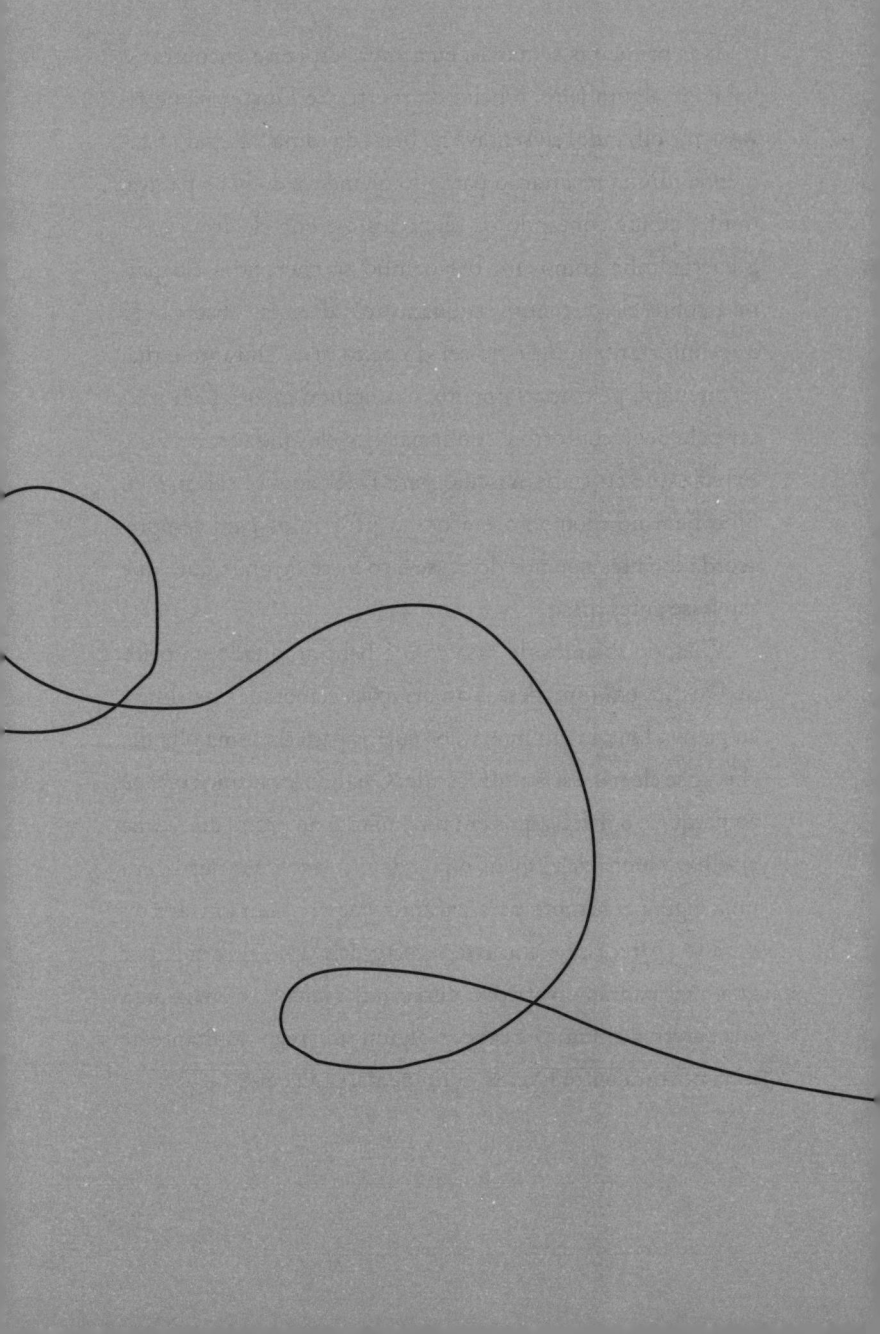

Nas primeiras semanas, eu sempre esperava encontrar o bebê, de algum jeito, à beira da morte. Se Dustin não estivesse me olhando, eu sentava na beira da cama, olhando fixamente, minha respiração parando quando a do bebê parava, minha mente contando os segundos até que ele arquejasse, a barriguinha como um balãozinho se enchendo. Eu pairava sobre ele, vigilante, enquanto ele dormia, observando o reconfortante subir e descer do peito dele. Durante o dia, eu circulava pelo apartamento, inventando razões para passar pelo bebê-conforto e confirmar que ele ainda estava vivo. Parecia que eu tinha nascido para fazer aquilo: salvar meu filho bem no momento em que o perdíamos para sempre, acordá-lo antes que nos deixasse e voltasse de onde quer que estivesse antes disso.

Quando saíamos de casa com o bebê aninhado no peito de Dustin, em uma dessas amarrações elaboradas de slings, eu parava Dustin em intervalos curtos para dar uma olhada, checar se ele não estava sufocando. Quando levávamos o bebê ao parque e o deitávamos em uma manta no gramado, eu me ajoelhava junto dele, meus olhos de um lado para outro, em uma vigília constante para garantir que nenhum pássaro ou esquilo aparecesse e atacasse o rosto dele. Eu sabia que, por qualquer padrão objetivo, estava sendo ridícula, e ouvia uma voz paternal em minha cabeça, algum superego resultante de uma mistura entre Dustin e um pediatra austero.

O corpo humano é uma coisa miraculosa! Bebês são resilientes! Ele está bem! Ele está bem! Ele está bem!

À noite, estivesse ele chorando ou não, eu acordava de hora em hora, assustada, e usava a luz do meu telefone para olhar o rosto dele, botava o dedo embaixo do narizinho para sentir a respiração.

Eu sabia que se o impensável – a coisa sobre a qual eu não conseguia parar de pensar – acontecesse, eu me arrependeria de não ter ficado acordada a noite toda com uma lanterna apontada para o peito minúsculo dele, observando-o respirar. Minha vigilância valeria a pena, inquestionavelmente. Isso não era responsabilidade minha? Meu papel? Meu corpo tinha gerado cada célula do corpo dele, passara quase um ano formando-o no escuro, e agora esperavam que eu descansasse e cuidasse dele, que o mantivesse seguro e vivo com o meu leite, mas também – impossivelmente, parecia – confiasse que o corpo dele faria o seu trabalho, que respiraria sozinho.

Acho que deve ter começado no hospital. Para que eu recebesse alta após o nascimento do bebê, algumas coisas tinham que ser feitas: formulários para preencher, panfletos para ler, pesquisas do hospital para responder, a paternidade de Dustin a declarar (já que não éramos casados). Eu tinha que tomar um banho, cagar, conseguir andar sozinha.

Então, em último lugar, havia o vídeo sobre SMSI.

— Você já assistiu ao vídeo? — As enfermeiras me perguntavam o tempo todo, em um tom quase apologético. — Somos obrigadas a cobrar isso de você. Você tem que responder um questionário.

Síndrome de Morte Súbita Infantil. A principal causa de morte de infantes e um termo abrangente para a rara, mas distinta e tenebrosa possibilidade de que seu filho morra a qualquer momento, sem nenhuma razão em especial. Todos diziam que não fazia sentido se torturar com isso, porque não se podia prevenir totalmente, nem controlar. Mas então diziam para não dormirmos na mesma cama, nem botarmos lençóis ou mantas no berço do bebê, e não o deixar dormir de bruços. Como se fosse para lembrar que, embora não pudéssemos garantir que nosso filho não morreria — na verdade, certamente ele morrerá, como todos nós, tínhamos a obrigação de fazer todo o possível para que isso não acontecesse. Não podíamos impedir a morte, mas poderíamos contribuir com suas causas. Talvez fosse nossa culpa. Especialmente se a gente desobedecesse alguma das regras do vídeo.

— Hum — eu disse, pega desprevenida. — Não, ainda não vi, mas acho que sei o que devo saber.

Dizer isso era, digamos, menosprezar meu conhecimento sobre o assunto. Eu poderia dar uma palestra sobre SMSI para institutos nacionais de saúde, embora todos os meus achados fossem histórias horríveis postadas em vários fóruns na Internet, que eu procurava e lia no meio da noite só para torturar a mim mesma.

É claro que gabaritei o questionário, que basicamente envolvia a campanha "Back to Sleep", iniciada na década de noventa para encorajar pais e mães a botar seus bebês para dormirem de barriga para cima. O questionário tinha perguntas sorrateiras, como "Que tipo de manta você deve pôr no berço?". Resposta: nenhuma, porque a manta pode cobrir o rosto do bebê e sufocá-lo. E nada de travesseiros também. Nenhum tecido solto. O bebê deve dormir no mesmo quarto que você, mas *não* na sua cama, nem no seu peito enquanto você o estiver embalando no meio da noite, semiacordada. Chupetas, por alguma razão desconhecida, ajudam a diminuir as chances de "morte por causa indeterminada", que era sinônimo para SMSI. Amamentação ajuda também. O fumo materno é um fator de risco da SMSI, assim como complicações durante a gravidez e parto prematuro. Eu sabia a lista de cor, mas ainda pesquisava no Google ocasionalmente para sentir algum tipo de confirmação egoísta de que seríamos poupados. Como em: *Ufa, meu bebê ama a chupeta, então acontecerá com alguma outra criança, outros pobres pais.* Como se houvesse uma cota de bebês que morreriam e o meu não fosse um deles. Pelo menos, por enquanto. Ainda não.

Mesmo agora, quando penso no termo SMSI e olho as estatísticas, prendo a respiração sem perceber, e começo a me sentir meio tonta. Penso em todos os pais que fazem tudo certo, cujos bebês, mesmo assim, morrem misteriosamente em seus berços, de barriga para cima. E penso em todos os pais que fazem a coisa errada, seja por desespero, ignorância ou rebeldia. Penso em uma família cuja história eu li no meio de uma noite de ansiedade extrema: *Nós não acreditamos que nosso filho morreu porque estava dormindo no sofá com o pai dele*, escreveu uma mãe, ou algo assim. Então ela acrescentou que, enquanto não havia como ter certeza, eles tinham escolhido acreditar que o filho deles teria morrido naquela noite de qualquer forma, e que o fato de ele não ter passado seus últimos momentos de vida sozinho os confortava. Penso nisso todas as vezes em que caio no sono, sem querer, com o bebê no meu peito. É que é tão cansativo...

A campanha "Back to Sleep" diminuiu em 50% as mortes por SMSI na década em que foi posta em prática. Foi um sucesso, sem dúvida. Mas responder o questionário foi como cutucar a ferida. Fez com que fosse impossível ignorar a verdade, ou repreendê-la: a morte era inerente à vida. Nossa verdadeira tarefa era não matar algo tão pequeno e precioso.

O macabro estava por todos os lados, quando eu começava a procurar. *Respirabilidade* estava anunciada em todos os produtos para bebês que comprávamos, uma palavra que significava que o tecido era à prova de fungos, mas agora se referia à trama salvadora de vidas nas laterais de um bebê-conforto ou cercadinho. O berço do bebê vinha com um aviso enorme sobre mantê-lo longe das cortinas da janela, para evitar estrangulamento. Ao ler isso, eu congelei. Visões do meu bebê duro e azul passaram pela minha mente. O que, eu acho, era o objetivo. Ainda bem que estávamos no verão, então as onipresentes mantas que ganhamos eram todas de algodão fino. Mesmo assim, elas eram traiçoeiras, como todos os outros objetos. Eu as imaginei caindo no berço, no meio da noite, entrando na boquinha dele enquanto ele dormia, como cobras, levando-o de nós em um instante.

Uma tarde eu estava brincando de "Cadê a mamãe? Achou!" com o bebê, uma das mantas no meu rosto, e Dustin me flagrou tentando respirar através dela. Eu só queria testar.

– O que você está fazendo?

– Nada! Deixa pra lá.

– Eu também fiz isso – ele admitiu.

Eu expirei ruidosamente. Dustin era meu padrão de normalidade. Eu sempre tinha alimentado uma obsessão com a morte, ou uma consciência muito aguda de que ela viria para todos nós, então eu realmente não confiava em meu próprio cérebro.

– Desde quando você era criança – minha mãe dizia, sacudindo a cabeça. – Não faço ideia de quem você puxou isso.

Eu costumava me convencer de que minha mãe seria assassinada em uma de suas longas corridas matinais. Ou que havia um câncer escondido em algum lugar no meu corpo. Ou no dela. Eu me deitava na cama, escrevendo a história na minha cabeça, já me culpando antecipadamente pelas coisas ruins que dizia sobre ela em meu diário.

Quando fiquei mais velha, comecei a imaginar que seria atropelada por um ônibus. Jogada nos trilhos do metrô. Um aneurisma cerebral. Então, depois que conheci Dustin, ou depois que me apaixonei por ele, minhas fantasias com a morte se transferiram para ele. Se ele não atendia o celular, era porque obviamente estava morto em algum acostamento, atropelado enquanto andava de bicicleta, atacado ao sair do trabalho, tarde da noite. Ou tinha escorregado e caído enquanto limpava o chão da nossa cozinha, empalado pelo esfregão. Acho que eu deveria ter previsto o medo da morte do bebê.

Mas, mesmo agora, retrospectivamente, meu medo me parece racional. Falta aos infantes a solidez das pessoas crescidas, as camadas dos anos vividos e de personalidade acumuladas todas as armadilhas que te distraem da horrível vulnerabilidade que um bebê traz: um pescoço que se inclina de um jeito que faz com que você se lembre de todas as artérias e nervos críticos dentro dele; um crânio quase careca coberto por nauseantes veias azuis e visíveis, que correm até o topo das orelhas. A moleira do bebê bem no centro da cabecinha dele, sem cabelo para esconder o lugar onde o crânio ainda tem que se fundir, e – a pior parte – ela pulsa com os batimentos cardíacos dele em intervalos irregulares, como se gritasse, incansavelmente, "sou apenas um corpo mortal".

Dustin achava graça dos batimentos cardíacos na moleira.

– Oh, está fazendo de novo!

– Ugh! – Eu não conseguia desviar o olhar, mesmo quando ver aquilo me dava um mal-estar. Eu encolhia exageradamente os ombros, tentando me livrar do horror, como um cachorro se sacode para se secar.

Quanto mais as pessoas, especialmente Dustin, desprezavam meus temores, menos eu confiava nelas. *"Bebês morrem"*, eu queria dizer a todos. A minha vontade era de mandar links das postagens trágicas em blogs. *"Vocês não percebem com o que estamos lidando aqui?, eu diria. Vocês acham que tudo se resume a macacõezinhos de elefantes e toalhas com capuz, mas é um assunto de vida ou morte!"*.

"Não há culpados", as pessoas diriam se isso acontecesse – não necessariamente com sinceridade.

Eu sabia que não acreditaria. Se o bebê morresse, eu teria que dar respostas a todos, e a mim mesma, como mãe. Saber que eu me sentiria culpada pelo resto da vida, era isso que me deixava sem ar – pouco importava qual o motivo do acontecido. Eu tentava criar o pior cenário possível na minha cabeça, na esperança de que confrontá-lo diminuísse um pouco de sua força (não aconteceu). Empurrava o carrinho pela vizinhança pensando: *Certo, nós ficaríamos muito tristes. Devastados.* Nossa vida seria definida pela tragédia, como a vida das pessoas sobre quem eu tinha lido na Internet, aquelas cujos bebês tinham nascido com deficiências severas, ou tinham se envolvido em acidentes terríveis, ou não tinham sobrevivido ao parto. Mas eventualmente minha vida voltaria a ser como era antes do bebê. Nós viajaríamos. Dormiríamos até tarde de novo. Eu escreveria sobre aquilo. De certa forma, o bebê morrer era mais aceitável do que ele viver. A cada dia, nos apaixonávamos mais e mais por ele, os riscos eram mais altos do que nunca, e tínhamos que viver com ele, amando-o desse jeito – isso era mais difícil de digerir do que a possibilidade de uma grande tragédia.

Li uma história em um fórum sobre a criação de filhos que descrevia minha fantasia sombria para uma camiseta. Uma mulher estava em um desfile de rua com os filhos. Seu bebê estava em um carrinho, coberto por uma manta bem fininha para que pudesse cochilar em paz enquanto ela cuidava do resto da família. De repente – ou pelo menos foi assim que ela descreveu – algo a ocorreu, alguma intuição, e ela correu até o carrinho, tirou a manta e se abaixou para observar o filho. Gritou agudamente ao ver que não havia movimento no peito dele. Sem parar para pensar, ela o sacudiu para que acordasse. Isso o assustou e ele abriu os olhinhos, arquejando.

"Salvei a vida do meu filho", ela escreveu. "Tenho certeza disso." Claramente, ela ainda estava abalada, assim como todos que leram a postagem no fórum, acordados a noite toda com seus próprios infantes inescrutáveis. "Não quero nem pensar no que teria acontecido se eu não tivesse ido rápido até ele", ela disse. As pessoas escreviam "Graças a Deus", e diziam que abraçariam seus bebês bem apertado aquela noite. (Mas não apertado demais.) A imagem do bebê sendo sacudido para acordar, arquejando ansiosamente, se repetia na minha cabeça, embora nem quando li eu tivesse acreditado que ela, de fato, salvara a vida do filho. *Apneia do sono*, eu argumentava, tentando me tranquilizar, ou talvez ele estivesse simplesmente entre uma respiração e outra. O que realmente me assombrava era a atitude decisiva e intuitiva da mãe, que tinha largado o prato de salada de batata ou sua espiga de milho ou o que quer que fosse para ir correndo até o filho.

Era esse sentimento instintivo, o mesmo que me fazia ir, um pouco mais frequente do que o necessário, dar uma olhada no bebê em seu bebê-conforto. E se, em um momento crucial, eu não tivesse essa intuição? Ou se eu tivesse que parar de dar atenção a essa intuição por estar exagerando, e então, assim que eu parasse, assim que eu relaxasse, a coisa ruim acontecesse? E se minhas intuições – *Algo ruim aconteceu!* – fossem simplesmente ansiedade, ou hormônios, o resultado do excesso de histórias trágicas que eu tentava manter na minha mente e recriar imaginariamente, como se, por essa empatia radical, eu fosse poupada, ou me rendesse imortalidade? E se eu não fosse merecedora de confiança? O que é neurose e o que é instinto materno?

Eu sabia, no entanto, que se desse importância a cada pressentimento ruim, ficaria louca, jamais faria outra coisa. Pararia o carro no acostamento toda vez que chamasse e ele, o infante que ainda não pronunciava palavras, não respondesse. *Você está sendo ridícula*, eu dizia a mim mesma. *Ele está bem*. Eu continuaria dirigindo e então pensaria: *Mas e se ele estiver morto?* E pelo resto da minha vida eu pensaria em como ignorara o instinto.

Então eu tentava me policiar, como se me visse de fora. Observava o pânico crescendo em mim quando, digamos, a luz mudava e o rosto do bebê exibia um perturbador tom acinzentado. *Estava secretamente sufocando enquanto sorria para mim? Eu perceberia se visse?* Ainda sinto isso: a adrenalina disparando, a tensão subindo pelo pescoço, o surto de pavor no meu plexo solar e o zumbido nos ouvidos até que eu o pegasse nos braços e o segurasse sob uma luz diferente. Aí eu me acalmava, feliz em saber que era tudo fruto do meu horrível e terrível cérebro.

🟠🟠🟠

Quando o bebê começou a engatinhar, eu tinha medo que ele caísse das escadas. Quando começou a andar, que ele andasse até o meio da rua e fosse atropelado. Por um tempo, eu tinha certeza de que ele cairia na entrada do prédio, rolaria pelos degraus de cimento até a calçada e então até a rua, justamente no momento em que um carro estivesse vindo à toda velocidade. Imaginava água fervente do macarrão caindo no rosto dele, uma faca caindo da bancada e fincando em alguma área extremamente crucial do corpinho dele. Eu via quedas fatais nos brinquedos do parquinho, mesmo quando Dustin o levava e eu ficava em casa esvaziando o lava-louças. Eu via todos esses cenários em imagens vívidas, como se fossem um filme. Tentava afastá-las da mente. Fechava os olhos, às vezes, e me concentrava em minha respiração.

Dustin me achava meio louca, mas nas raras noites em que saímos sozinhos no primeiro ano, eu via que ele estava um pouco doido também. Nós só saíamos quando algum parente estava na cidade e não tínhamos uma desculpa para não sair. Sabíamos que era uma boa ideia sair. Para nos reconectarmos. Então ambos sentávamos no restaurante e vigiávamos o telefone durante todo o jantar.

– É provável que ele esteja vivo, não é? – ele perguntava.

– Aham – eu dizia, feliz em bancar a mãe tranquila vez ou outra. – Ela ligaria para a gente se ele tivesse morrido.

Dustin fazia que sim com a cabeça e tentava mudar de assunto, mas eu ficaria distante, sentindo o pânico crescer em mim. Imaginava o bebê morrendo naquele exato momento e nós pensaríamos na ironia de nossa conversa pelo resto da vida.

– Bem, vou mandar uma mensagem só para ter certeza de que está tudo bem – eu dizia, escondendo o telefone sob a mesa, corada por conta do vinho.

Depois que voltamos para casa em uma dessas noites – o restaurante era na esquina, em uma distância que poderíamos atravessar correndo, *se fosse o caso* –, fiquei conversando com a irmã de Dustin, Piper, enquanto Dustin entrava em nosso quarto, onde o bebê dormia, no berço. Eu queria desesperadamente ir até ele, só para vê-lo, confirmar visualmente que ele sobrevivera a uma hora sem nós. Mas como em tantas outras vezes, para manter a imagem de uma pessoa sã, reprimi meu impulso. Enxaguei uma mamadeira de leite tirado do peito e fiquei conversando com Piper, tentando parecer tranquila. Dustin veio até a cozinha.

– Como ele está? – perguntei.

– Vivo – respondeu Dustin, envolvendo-me com o braço, já sabendo que era isso que, de fato, eu queria saber. Não consegui mais aguentar e, desvencilhando-me, corri até o bebê, temendo que a palavra *vivo* representasse uma tentação para o destino. – Você não vai gostar do que verá! – Dustin gritou para mim.

Eu me inclinei sobre o berço e fiquei sem ar. O bebê estava de bruços, com o rosto para baixo, os braços ao lado do corpo, parecendo um cadáver. Estava respirando e soava adormecido, mas eu o peguei no berço do mesmo jeito, a adrenalina correndo em mim.

– A mamãe está aqui – eu disse a ele, usando essa palavra pela primeira vez e sentindo-a, também, como se minha vulnerabilidade fosse responsável por trazer o nome e sua função à vida.

Eu não sabia até então que, quando pais falavam de "checar" os filhos, eles queriam dizer "checar para ter certeza de que não estão mortos". E quando falavam do amor que sentiam pelos filhos, talvez quisessem dizer isso também. Era um amor zeloso, com muitos picos de desespero e suavidade. Era um amor embrulhado com um terror inextricável.

Naquela primavera, quando o bebê estava com nove meses, minha irmã veio de Chicago para nos visitar. A essa altura, o bebê já sentava, batia palminhas e engatinhava de um jeito engraçado, empurrando o corpo com uma perna – como a pose do lagarto na ioga, o pezinho chapado no chão –, e a outra perna ia arrastada atrás. Ele era muito alegre, carequinha, estranhamente atento e perceptivo. Estava começando a falar. Sentou-se no colo da minha irmã e deu um sorriso para ela, esticando a mão para pegar o cabelo dela. Na primeira manhã dela conosco, decidimos tomar café da manhã na rua. Nosso filho poderia quicar em nossos colos e comer pequenas porções de biscoito.

Quando íamos para a porta, comecei a botar o canguru na cintura e então, parei.

– Você quer levá-lo? – perguntei à minha irmã.

Irmãs mais novas costumam curtir esse tipo de coisa. Fazem qualquer coisa por uma foto que possam postar no Facebook.

Ela disse que não, não queria usar o canguru. Fiquei desconcertada.

– Por que não?

Ela começou a andar na nossa frente e então se virou, encolhendo os ombros.

– Sempre tive medo de cair usando um troço desses. E se eu cair em cima do bebê?

Ela riu como se soubesse que estava sendo ridícula, mas também como se quisesse garantir que havíamos considerado essa possibilidade.

Fiz um gesto para que afastasse essa ideia da cabeça. Dustin já discutira a mesma coisa comigo antes.

– Você toma um cuidado extra quando está com o canguru – respondi. – Além disso, você já caiu, alguma vez, *para a frente* e com a cara no chão? Isso não acontece.

De qualquer jeito, normalmente era Dustin quem levava o bebê. Afinal, ele era o homem, e, consequentemente, o mais forte. Fazia sentido na minha cabeça, de uma forma subconsciente, assim como eu sempre ia para o banco do carona antes de uma longa viagem, sem me oferecer para dirigir.

Depois do café da manhã, no entanto, comecei a pôr o canguru.

– Ele vai com você? – perguntou Dustin.

– Aham – respondi, com uma atitude ligeiramente superior –, óbvio. – Ele tinha ido devolver nossa bandeja e pensei que deveria aproveitar a oportunidade para mostrar alguma autoridade materna para minha irmã.

No curto caminho até em casa, o sol brilhava e caminhávamos cantando uma música infantil. Casais passavam por nós na calçada, de mãos dadas, provavelmente a caminho do mesmo lugar do qual voltávamos. Eu pensava no lindo dia que fazia quando meu tamanco da Dansko prendeu em um desnível na calçada. Meu corpo resistiu à gravidade no início, e eu comecei a agitar os braços no ar, como um equilibrista na corda bamba. Acho que dei outro passo em falso.

Tenho uma memória clara do tempo passando em câmera lenta. Lembro-me de pensar *não*, *não*, *não* enquanto voava para a frente, no ar, e então percebi que se fingisse que não estava acontecendo, a queda seria pior, mas se aceitasse o fato de que estava caindo, talvez conseguisse cair de um jeito melhor. Podia ver minha irmã e Dustin ali, parados, sem entender bem o que estava acontecendo. Fiz com que meu corpo todo virasse no ar e joguei meu ombro esquerdo para trás, virando uns trinta graus à direita, para que, em vez de cair de cara, eu caísse de lado.

E, de algum jeito, eu consegui. Girei no ar, e o lado direto do meu quadril e meu ombro direito tocaram primeiro o chão. Abracei o bebê e o canguru no caminho para o chão, mas ele choramingou. Eu comecei a chorar também. Ele tinha um arranhão gigante na cabeça, mas insisti que ele não havia tocado o chão. Dustin correu até nós e soltou o canguru.

— Me dá ele! – disse Dustin.

— Como você fez isso? – perguntou minha irmã, perplexa. Lentamente me levantei e comecei a me bater, para limpar a roupa.

— Também não sei! – Eu estava atônita e apavorada. Tentei examinar o bebê com mais atenção. – Está tudo bem com ele? – perguntei, desesperada.

— Ele está bem – disse Dustin, afastando-o da minha vista. – Você tem que me prometer que nunca mais vai usar esses sapatos, tá? Não enquanto estiver com o bebê.

— Tá bom – respondi, atordoada.

É claro que tinha sido minha culpa. *Mas meu heroísmo!*, eu quis dizer. *O giro! Manobrei nosso destino! Eu intervi!* Mas, ainda assim, a culpa tinha sido minha. Eu caí. O bebê tinha se machucado e eu era a responsável por isso. Mas não era eu, aquele que dera vida a ele, responsável por tudo?

Dustin segurou o bebê e voltamos a cantar, sem para até chegar em casa. Em algum momento ele se cansou de chorar e todos nos acalmamos. *Talvez uma distração seja o bastante. Para você e para o bebê, para todos. Pense em outras coisas. Pare de pensar em todas as coisas ruins que podem acontecer. Não porque não aconteçam, mas porque é a única forma de se acalmar.*

Olhei para o bebê e para o arranhão na cabeça dele, que Dustin me fez acreditar que tinha sido causado pelo próprio canguru. Fiquei enjoada, mas imensamente aliviada. Algo mudou ali, ao menos temporariamente. A coisa ruim acontecera e o bebê tinha sobrevivido. Ele podia se machucar sem morrer. Ele aguentava meus erros. Ele era vulnerável, mas resiliente. Humano. Não era esse o problema, no fim das contas? Ele habitava um mundo onde havia milhões de formas de morrer. Um dia, algo o mataria. E eu o amava demais para aceitar isso. E ainda assim... O que há para se dizer além disso?

eca

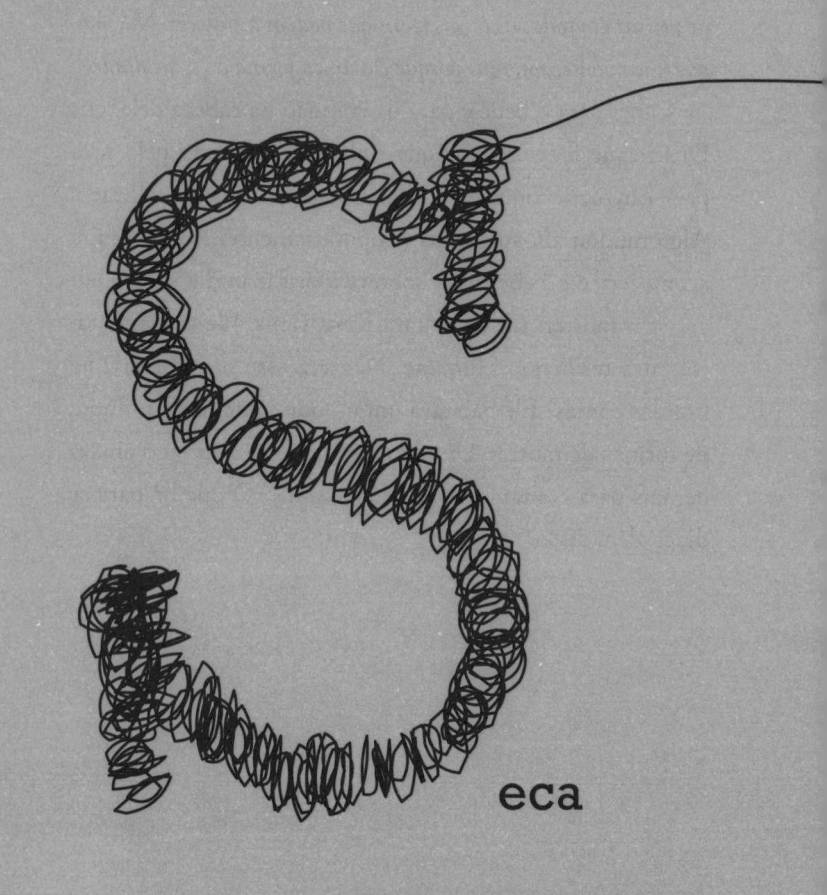

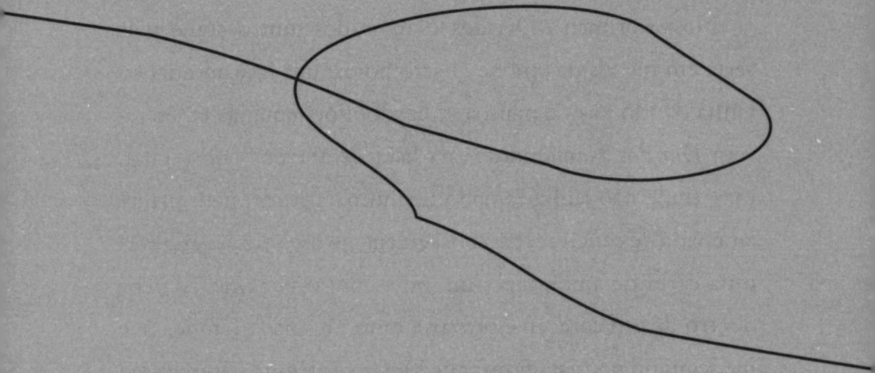

Treze de fevereiro, hora do almoço. Dustin e eu estávamos prestes a fazer a troca de turnos com o bebê. Eu tinha passado a manhã em um café trabalhando, e ele tinha levado nosso filho ao parque. Era minha hora de assumir a função. Tentei não pensar mais em todas as opiniões, ambições e assuntos externos sobre os quais tentara me atualizar durante as últimas três ou quatro horas enquanto subia os degraus da frente de nosso edifício.

Nosso primeiro Dia dos Namorados juntos como pais seria em menos de vinte e quatro horas, um fato ao qual eu vinha dando mais e mais significado. Por semanas eu escrevera *Dia dos Namorados???* na lista de afazeres, no celular, mas ainda não tinha tomado nenhuma atitude, nem planejara nada de concreto. Eu conseguiria me organizar e escrever uma carta de amor, fazer um bolo com o pezinho do bebê dentro de um coração e provar a mim mesma (e a todos que me seguiam no Instagram) que Dustin e eu ainda éramos tão apaixonados como antes?

No último Dia dos Namorados tivemos coraçõezinhos de arame com cerdas, mensagens de amor escritas com canetinha especial para a parede do chuveiro, cartões bregas enfiados dentro de livros cuidadosamente selecionados (Eileen Myles, Mavis Gallant, Colette). Houve um ano em que ele escondeu cada bombom de uma caixa em um lugar diferente do apartamento. Meses mais tarde, enquanto eu procurava uma pastilha para a garganta ou um cigarro, encontrava um bombom e ria alto. Se eu ao menos conseguisse pensar em algo assim, saberia que as coisas entre nós continuavam como sempre, ou voltariam a ser, eventualmente.

Abri a porta e encontrei os dois na mesa da cozinha, o bebê chutando na cadeirinha de alimentação, espalhando papinha de maçã para todos os lados, enquanto Dustin lia *Paraíso perdido* em voz alta para ele. Rolei os olhos, mas senti uma pontada de afeição por ambos. *Minha família.* Limpei a mesa, peguei o bebê e me joguei no sofá com ele, dando um cheirinho longo no meu filho.

Se você me perguntasse no dia anterior, eu diria que o bebê e eu passaríamos a tarde fazendo algum tipo de presente feito à mão, romântico e de última hora, mas agora que o momento tinha chegado, isso me pareceu um tanto ambicioso. Céus. Como era mesmo aquilo, fazer algo fofo e espontâneo por alguém? Eu me lembrava dos gestos e de como era bom, mas não sentia a menor empatia por aquele impulso. Enquanto aninhava o bebê, bolei o plano. *Certo*, pensei, *amanhã vou acordar cedo com o bebê e faremos… um café da manhã bonitinho. Vou fazer com que ele rabisque em um cartão.*

O plano de Dustin, eu tinha certeza, começava e terminava com a gente transando. Por isso, eu estava apavorada.

Talvez fosse isso que eu esperava compensar. *Te amo, eu acho. Sinto muito por toda a rejeição sexual.* Eu me sentia mal por isso. Mais ou menos. Eu sabia que isso o magoava. Ainda assim... durante o pós-parto, não só não quis transar, mas desejei que o sexo nunca tivesse existido.

Eu sabia que nossa dinâmica como um todo ameaçava passar de algo pontual a um problema, um problema que podia ser resolvido, ou, pelo menos, contornado, se eu simplesmente levasse aquilo adiante. Era só eu me deitar ali, sem pensar demais, fingir até que realmente acontecesse, aquela coisa toda. E eu fazia isso uma vez por mês ou algo assim, após um debate interno sem fim. Às vezes era gostoso, no fim das contas, mas o ato em si era precedido de tanta ansiedade que nunca parecia valer a pena. Será que não poderíamos deixar o sexo de lado por um tempo? Retomá-lo quando a vontade pintasse?

A vontade sempre pintava nele, nunca em mim, e esse era o problema. Íamos para nove meses desde o nascimento e eu ainda queria socá-lo quando ele me cutucava no bumbum com sua ereção, antes de dormirmos. Parecia que, no que dizia respeito ao sexo, estávamos amaldiçoados, ou eu estava. O que era o mesmo que dizer que nossa relação estava amaldiçoada, o que era o mesmo que dizer que, embora estivéssemos construindo uma vida juntos, não havia muito futuro para ela. Como poderia dar certo? Não poderia. Tínhamos que resolver aquilo. Eu tinha que resolver.

— Como é que foi lá no parquinho? — perguntei em voz alta, localizando Dustin com minha visão periférica. Queria saber de cada detalhe sobre o que nosso filho fizera enquanto eu estava fora, tudo que eu tinha perdido.

– Ah, foi bom. Corremos atrás de pássaros. Olhamos a grama. Ele desceu no escorregador grande.

Eu senti uma pontinha de ciúme enquanto levantava a camisa para amamentar o bebê, e me perguntei se deveria tentar ficar com ele às manhãs. Talvez Dustin estivesse levando a melhor.

Quando Dustin começou a calçar as botas para sair, em vez de subir as escadas para trabalhar, como fazia normalmente, olhei para ele, era como se estivesse se arrumando para uma viagem até a Lua.

– Aonde você vai? – Tentei manter um tom bem neutro na voz, mas sabia que tinha soado levemente acusatório.

– Ah, pensei em fazer umas compras. – Foi de um lado para o outro do apê, para beber um gole d'água e pegar o casaco.

– Mas eu fui ao mercado ontem mesmo! – gritei para ele, tipo: *"Alô? O que há de errado com você?"*.

– Não é esse tipo de compra.

Olhei para ele já achando graça.

– Então, aonde você vai? Vai fazer o quê?

– Credo, que curiosidade – disse ele, de um jeito irritante.

Fiz uma cara para ele de meu posto no sofá, o bebê ainda mamando.

— Hum, falando nisso, é, você, hum, já comprou alguma coisa para mim de Dia dos Namorados?

Eu me perguntei se ele diria hoje à noite a mesma coisa que sussurrava para mim, gentilmente, quando eu virava de costas para ele e olhava para a parede, desejando a capacidade de desaparecer entre as cobertas. "Um dia você vai se lembrar que gosta de fazer sexo", ele dizia fazendo carinho nos meus cabelos, enquanto o resto do meu corpo se enrijecia de tensão.

Quando o bebê acabou de mamar, Dustin ainda procurava o livro perfeito para botar na bolsa para não ler enquanto estivesse fora.

— E aí, comprou? — perguntei de novo. — Já comprou alguma coisa pra mim?

— Bem... — respondeu.

De repente, minha inquietação se transformou em alívio.

— Eu também não! — gritei para ele, feliz da vida. — Ei! — Eu me senti tão próxima a ele, em algum lamentável estado de graça. Levantei e, carregando o bebê, fui até onde ele estava. — E se fôssemos com você? Podíamos ir todos juntos e escolher o que queremos.

Sentei no banco de trás do carro, perto do bebê-conforto, pronta para uma emergência (conhecida também como bebê chorando), enquanto Dustin dirigia. Tentei me sentir confortável usando o sobretudo e a calça jeans justa demais, evitando meu reflexo no espelho retrovisor. Mas era bom sair, pelo menos, e o bebê usava um chapeuzinho amarelo muito fofo, que fazia com que parecesse um elfo. Eu brincava com os dedinhos dele.

— E, afinal, o que você quer que eu te dê de presente de Dia dos Namorados? — gritei mais alto que a música. Essa pergunta era um ato de agressão, eu sabia. Pensar em algo que você queira, juntando desejo o bastante para dizer em voz alta: essa era a parte mais difícil.

— Você sabe o que eu quero — respondeu ele em sua sugestiva voz de comédia romântica dos anos 80, uma resposta que, a essa altura, tornara-se rotina.

— Rá! — eu disse, e deixei que minha cabeça repousasse no encosto do banco.

— Não estou brincando — ele acrescentou, tentando fazer contato visual pelo espelho retrovisor, as mãos no volante.

— Eu sei...

Fiquei tensa ao pensar nele beijando meu ombro assim que eu pusesse o bebê para dormir naquela noite, o rosto dele colado ao meu no momento em que eu abrisse o Twitter no telefone. "Oi", eu diria, tentando dar atenção a ele, mas ainda olhando para a tela. Eu o beijaria um pouco e então voltaria a ler o que quer que estivesse lendo. "Amor...", ele provavelmente diria, e eu, a essa altura, faria uma rápida revisão interna. A questão não era se eu queria, mas se eu suportaria aquilo, naquele momento. Se eu fizesse um gesto para que ele me deixasse em paz, ele ficaria triste ou, pior ainda, ficaria puto. Na manhã seguinte, passaria por mim fingindo desconhecer minha existência. Eu me sentia mal, mas não o bastante para transar com ele.

Dirigimos para cima e para baixo pela avenida principal atrás de uma vaga. As ruas laterais estavam iluminadas pelo sol, com suas varandas e janelas antiquadas e de cores claras. Eu sabia que ainda amava Dustin, mesmo que eu estivesse infeliz. Sabia que já tínhamos sido muito felizes juntos, e eu tinha baseado minha vida na crença cega de que seríamos sempre assim.

◉ ◉ ◉

Dustin e eu nos conhecemos quando ele trabalhava no turno noturno da livraria da vizinhança. Ele sabia quem eu era por causa da loja vender uma antologia sobre sexo que eu havia editado recentemente, *Coming and Crying*. Ele escrevera uma postagem no blog a respeito do meu artigo, referindo-se a mim como O'Connell e elogiando minha escrita. Pequeno detalhe: o artigo que eu tinha escrito era sobre a vez em que eu transara com alguém na cabine do banheiro de um restaurante. Acho que dá para dizer que isso dava uma boa ideia de mim.

Eu sentia mesmo falta, se não do sexo em si, da camaradagem que vinha com ele, da corridinha aos risos até o banheiro depois, com o cabelo todo bagunçado, para fazer xixi. Eu sabia que ele tinha razão, teoricamente, que precisávamos de um alívio da tensão entre nós vez ou outra, para nos ajudar a nos sentir como aliados novamente, pelo menos por algumas poucas horas. Eu queria voltar a sentir o que sentia antes, que o sexo era a forma como mais demonstrávamos nosso amor um ao outro, que era o porquê e o como.

Eu queria querer transar. Isso conta alguma coisa? Eu sabia que já tinha gostado daquilo. Nas primeiras semanas de relacionamento, Dustin e eu transávamos como imagino que todo novo casal transe: assim que entrávamos em casa, de novo antes de dormir, às vezes durante a noite, quando um de nós acordava e procurava o outro e, sem que nenhuma palavra fosse dita, acontecia. Nos minutos em que um de nós deveria estar saindo pela porta para trabalhar, tirávamos a roupa que tínhamos acabado de botar e fodíamos na beira da cama. Nós nos conhecemos em setembro. Ele saiu da livraria comigo aquela noite e acho que nenhum de nós dormiu uma noite inteira até que nos separássemos, durante o Natal, para visitarmos nossas famílias.

Mesmo antes de conhecer Dustin, eu passara anos em busca de sexo, obcecada com o assunto, pensando na intimidade como a principal razão para estar viva ou como a forma mais garantida de se sentir vivo. Suspeitava que fosse a chave para entender tudo sobre as pessoas, sobre nossa vergonha, desejo, mágoa e alegria. Agora, uma "vida sexual saudável" parecia algo que eu deveria almejar, mas com a qual eu não sentia nenhuma conexão. O sexo me parecia não só repugnante, mas estranho – como consideravam as pessoas ingênuas que tinham muito tempo livre. Gente que não tinha filhos.

Finalmente encontramos uma vaga e saíamos do carro. Dustin acomodou o bebê no canguru, murmurou algo e saiu andando em outra direção. *Tá bom, então*. Caminhei atrás deles por alguns quarteirões, caminhando devagar em um protesto tímido. Finalmente resolvi perguntar a ele aonde íamos.

– Huh?

– Aonde *vamos*?

– Ah. Aqui – respondeu ele enquanto atravessava a porta do que, agora eu via, para meu horror, era o sex shop local.

Quero dizer que ri disso, mas, na verdade, fiquei quieta, me retraí. Fiz que sim com a cabeça e aceitei silenciosamente meu destino. Por mais que eu não quisesse entrar, eu também não queria conversar sobre o motivo pelo qual eu não queria entrar. Arrastei meu corpo cansado calçada abaixo, no sol, semicerrando os olhos para a porta, cujos vidros eram tapados com cartolina branca para impedir que transeuntes desavisados na calçada vissem gente como nós escolhendo consolos.

Amaldiçoei mentalmente Dustin conforme nos aproximávamos da porta, mas meu fluxo de *vai se foder* foi substituído pelo som de anjos cantando quando avistei um aviso preso com fita adesiva na janela: NÃO É PERMITIDA A ENTRADA DE MENORES DE IDADE. Meu *deus ex machina*. Dei meia-volta, vitoriosa.

O bebê estava preso ao peitoral do pai, os pezinhos com meias balançando no ar, os bracinhos se mexendo. Aos oito meses, ele era o que eu gostava de chamar de *bebê ideal*, a imagem que vem à cabeça quando você ouve a palavra *bebê*. Sem dúvida alguma, um menor.

— Não é permitida a entrada de menores! — gritei, tentando não sorrir.

— Ah, não tem problema — disse Dustin, passando por mim.

Fiquei lá, paralisada na calçada, com as palavras engasgadas, como um personagem de desenho animado com medo de entrar numa caverna. Ou seja, aquele que tem alguma sensibilidade.

— De jeito nenhum! Ei! Dustin, não! Não podemos entrar aí com ele!

Dustin só sacudiu a cabeça sem olhar para mim e abriu a porta, balançando o bebê e segurando os pezinhos dele, como se me desafiasse. Ele era tão claramente a mãe que eu jamais seria: tudo era natural. Eu os segui, de cabeça baixa. Que escolha eu tinha?

A loja estava cheia de gente, apesar de estarmos no meio do horário de expediente. Todos olharam para nós – com os brinquedos sexuais em mãos – quando atravessamos a porta. Adotei um comportamento que adotava em determinadas lojas, em que andava em círculos pelo lugar, sem tocar em nada, sentindo-me vazia.

Dustin passava vibradores embaixo do meu nariz como se eles fossem sais aromáticos rosa, roxos, azuis. Todos pareciam pequenos e tristes. Recusei um por um.

– Qual é o problema desse aqui? – perguntou, segurando algo liso e oval.

Houve um tempo em que eu amava vibradores, talvez até demais. Quando eu era solteira, virginal e trabalhava em casa o dia todo, comprei um vibrador à prova d'água, o Blue Dolphin, no ano em que ia me formar, e me exibia colocando-o na prateleira do chuveiro e desfilando pelo corredor com ele a caminho dos chuveiros coletivos. Brincava comigo mesma em tardes aleatórias no quarto que dividia com duas outras mulheres, escondendo-me atrás das escrivaninhas para não ser flagrada caso uma das minhas companheiras voltasse mais cedo para casa.

Mas agora eu tinha algo de verdade para usufruir, e isso era um problema. As mães de um grupo do qual participo no

Facebook usam a expressão de *pênis dilacerante do pós-parto* para descrever a dor que algumas de nós sentem quando tentam transar. Era como se meu corpo se defendesse sozinho, já que não podia confiar na mente. Os sites de maternidade alertavam sobre isso, chamando de *secura vaginal* (alguém realmente devia inventar um termo melhor) causada pela queda do estrogênio causada pelo parto. Dizem que a amamentação prolonga este estado em que ficamos literal e figurativamente secas (já que as mães são tão sugadas amamentando). Eu acreditava naquela informação e, inclusive, a achava confortante, mas não poderia evitar me sentir traída por meu próprio corpo ter sucumbido àquilo. Fiquei surpresa ao descobrir o orgulho que sentia de algo involuntário como a lubrificação vaginal, aquele momento em que um homem, encantando, diz "você está tão molhada", no escuro.

Queria que o meu corpo falasse por mim. Queria carregar comigo um infográfico do funcionamento hormonal durante o pós-parto e a amamentação. Queria uma desculpa válida, científica. É como a menopausa, em termos hormonais. Queria um contra-argumento à necessidade de "manter a chama acesa" que eu internalizara tão profundamente.

Os livros sobre maternidade, pelo menos, eram compreensivos. Diziam que você estava cansada. Que estava preocupada que o bebê chorasse assim que você, contra todas as expectativas, estivesse para gozar. Diziam que talvez você estivesse se "ajustando ao novo corpo" ou ativamente negando a existência dele. Que talvez estivesse tensa em relação ao contato do parceiro com a área da cicatriz, ainda anestesiada. Que talvez sentisse um peso na virilha, como se um saco de batatas estivesse em cima de você. Que, mesmo com o bebê adormecido no bercinho, alguma parte de você talvez nunca mais relaxasse completamente. Deixar-se levar, da forma como o bom sexo requer, parecia perigoso ou impossível quando você estava tão inextricavelmente ligada a outra pessoa – e que não era seu parceiro.

Passei tempo o suficiente em fóruns sobre bebês e grupos de mães no Facebook para saber que não estava sozinha. Sabia que outros pais deixavam o sexo desaparecer de suas vidas, dizendo a si mesmos que estavam muito ocupados ou cansados. Algumas pessoas declaravam não se sentir mal com isso, que achavam que, eventualmente, voltariam a sentir desejo. Outras mulheres, encorajadas pelo anonimato, eram mais severas: "Eu dei a ele um *filho*. O mínimo que ele pode fazer é se masturbar no chuveiro e me deixar em paz". Tentei ler uma postagem dessas em voz alta para Dustin uma vez, passivo-agressivamente, mas o tiro saiu pela culatra quando ele me respondeu que seria muito "sensual" se eu o mandasse "bater uma".

Por mais que eu me ressentisse com a pressão, não estava pronta para aceitar um relacionamento sem sexo. Parte de mim temia que, se eu desistisse de sentir o desejo sexual agora, nessa conjuntura aparentemente crítica, então jamais voltaria a senti-lo. E se meu corpo se esquecesse de como era? E se eu o perdesse completamente? E se eu acordasse daqui a uns anos e me descobrisse como uma personagem de Diane Keaton, com gola rolê, gritando porque o marido a viu pelada? Não me parecia tão improvável, honestamente.

Outros pareciam tratar o sexo após os filhos como um tipo de dever solene. Mulheres que viam as coisas assim pareciam acreditar que o sexo era parte vital de um relacionamento romântico e ficavam horrorizadas com qualquer uma que o negligenciasse. "Afinal, eram uns poucos minutos de obrigação, um esforço apático, para manter o companheiro satisfeito", elas argumentavam. "A longo prazo, esse tipo de comprometimento sexual não valia a pena?" Tenho certeza de que Dustin concordaria com isso. Ele costumava dizer que seu pior pesadelo era que eu o deixasse "me possuir", mas secretamente simplesmente estivesse torcendo para que aquilo terminasse o quanto antes, incapaz de me comunicar que não queria continuar aquilo. Mas ele disse isso antes que tivéssemos o bebê.

Talvez as mulheres do sexo-por-dever tivessem, de fato, um ponto: talvez alguma masturbação em casal uma noite ou outra nos mantivesse conectados. Mas algo nisso sempre me incomodou. Não era difícil o bastante, como mulher, lembrar como era meu próprio desejo? Eu temia que, se tirasse o desejo, o querer transar, da equação, encaixaria-me em algum padrão feminino e perderia todo o progresso que fizera no assunto. Eu me imaginei fingindo orgasmos, dissociando-me do corpo, ignorando o que eu realmente queria por tanto tempo que eu não seria mais capaz de querer transar só por transar.

Tanto uma abordagem quanto a outra pareciam uma traição a mim mesma, em uma época em que eu já tinha muito de mim para perder. Eu rejeitei o sexo porque era algo que eu ainda podia rejeitar, porque a forma como me sentia era tão nova e complexa, que eu precisava entender. Eu sabia que, se não entendesse, eu começaria a criar camadas para ofuscar tudo aquilo, e seria um caminho sem volta. Então restringia o acesso ao meu corpo sempre que podia. Eu me defendi de todos os intrusos, mesmo quando o intruso era o homem com quem eu vivia, um homem que, mesmo com toda a minha complexidade, amava-me. Eu era tudo que ele queria, ele me dizia. E eu não conseguia me entregar a ele.

Segui Dustin pela loja de brinquedos sexuais, dando uma má impressão de alguém sendo companheiro. Um parceiro que estava ali para dar apoio. Deixei que ele me entregasse consolos com formas divertidas e os segurei, e até mesmo tentei parecer impressionada quando tudo que queria era atirá-los na cara dele. Era como se eu estivesse no cômodo errado de uma festa, como se eu acidentalmente tivesse entrado no quarto dos anfitriões. Eu temia soar incoerente. Eu não sabia, então, que a disposição em compartilhar seus sentimentos, mesmo os incoerentes, fazia parte do amor. Comunicação e tudo mais. Antes, quando tudo estava bem, nós contávamos tudo um ao outro.

– O que você tem?
– Nada.

Pensei em como provavelmente eu deveria dizer a ele que, às vezes, quando ele estava sobre mim no papai-e-mamãe e eu olhava para o teto fixamente, deitada sobre minhas costas, aguentando aquilo, eu me lembrava do parto. De estar imobilizada, uma adrenalina de luta ou fuga percorrendo meu corpo, mas anestesiada do peito para baixo, meu abdômen aberto.

Eu não podia contar a ele porque não sabia bem se conseguiria de fato superar aquilo ou o sentimento ao qual aquelas experiências estavam relacionadas. Que eu me senti essencialmente uma fêmea.

Eu sabia que sexo era um atalho para aquele sentimento de aliança do qual sentíamos tanta falta em nossos dias úteis de soma-zero, mas mesmo nas noites em que eu pensava *Tá, estou aberta à ideia de transar,* eu ainda o rejeitava quando ele se aproximava, porque sentia que eu não tinha todo o necessário para lidar com os possíveis desdobramentos. E se eu sentisse a dor do pênis dilacerador? E se eu conseguisse relaxar fisicamente, meu medo ainda seria capaz de arruinar o momento simplesmente porque eu estava antecipando a dor? Eu aguentaria ficar ali deitada tentando me lembrar de como era antes, quando eu odiava menos o meu corpo (mas, sejamos francos, já o odiava), quando pelo menos a minha vagina estava em seu estado normal – uma fonte de prazer, de segurança e funcionalidade. Ele notaria que eu estava perdida em pensamentos, pararia e me perguntaria se eu estava bem? E eu, então, começaria a chorar? Se eu chorasse, tentaria esconder, enterrando minha cabeça no ombro dele e torcendo para que ele não notasse? Se ele notasse, pararia abruptamente, se deitaria ao meu lado e me perguntaria o que estava acontecendo? Eu daria as costas para ele e olharia fixamente para a parede, incapaz de explicar?

Fiquei parada, apática, diante de uma vitrine de anéis penianos.

– Ei – falei, apontando para eles. – Estão baratos.

Dustin veio até mim, com um vibrador Bluetooth em uma das mãos.

– Opa – respondeu. – Quer levar um?

Eu encolhi os ombros. Não, não queria levar um. Mas se tivéssemos que comprar algo, eu não queria gastar mais do que nove dólares. Vi o bebê esticando os dedinhos gorduchos para tocar a ponta do vibrador que Dustin segurava, e fui tomada por uma onda de horror. Foi a gota d'água.

Arranquei o vibrador da mão dele, pus de volta na prateleira e, sem dizer uma só palavra, me virei e saí, abrindo a porta coberta por cartolinas. Respirei fundo o ar fresco e deixei que o sol banhasse meu rosto. Fui andando quarteirão abaixo, mas só tive um momento curto para mim antes que Dustin estivesse ao meu lado, perguntando-me qual era o problema.

Continuei me afastando dele, sacudindo a cabeça. Era algo que eu só fazia no calor do momento, mas sempre achava revigorante. Uma falta de maturidade, talvez até de caráter, sim. Um resultado da minha incapacidade de expressar como me sentia, de engolir e engolir até que não aguentava mais. E continuei andando, cheia de propósito, sem olhar para trás. Percorri um quarteirão ou dois em qualquer direção que não fosse a de Dustin e então, comecei a sentir meus batimentos cardíacos se acalmarem.

Quando ele me alcançou, dessa vez, fiquei paralisada, tentando não rir para o bebê, que estava feliz como sempre, alheio a todo o rancor que havia entre Dustin e eu. Assim eu esperava.

– O que está acontecendo? – perguntou Dustin, irritado.

– Desculpe... – respondi sem pensar. – Mas estar lá... é como se você esfregasse isso na minha cara.

– Esfregando o que na sua cara?

– Hum, o fato de que não sinto tesão? Que a amamentação me deixou seca, sugou tudo que eu tinha? Que eu não reconheço mais meu corpo, e isso é apavorante, e que você não faz a menor ideia de como é? E que, em vez de me perguntar como estou, você só me enche e reclama de não estarmos transando. Como você se sentiria se perdesse a libido?

Dustin ficou me olhando, confuso.

— O quê? — perguntei, chorando e tentando sair do caminho das pessoas que passavam por nós na calçada.

— Eu não sabia que você não estava sentindo tesão. Você não me disse isso.

Ele estava engasgado, quase sussurrando. Abalado. Eu não sabia se ria, chorava ou gritava. *O quê?* Pensei que estivesse dizendo a ele toda vez que rolava para longe dele na cama, toda vez que me desvencilhava quando ele me envolvia nos braços, quando deslizava a mão por dentro da minha calça ou da minha blusa.

— Acontece com muita gente, sabe?! É bem comum, mas ninguém diz isso! — Agora eu era uma advogada defendendo minha própria causa.

— Eu não sabia! — respondeu ele.

Ambos estávamos perplexos.

— Bom, então o que você achou que estava acontecendo?

— Sei lá, achei que você só não quisesse transar *comigo*.

— O quê?

Senti que algo se afundava no meu estômago, vendo os últimos nove meses da minha vida passando diante de mim como em uma montagem, momentos em que pensei que ele sabia o que se passava pela minha cabeça. Ele teria notado se não estivesse tão envolvido na própria ladainha sem sexo? Não era de se esperar que ele tivesse notado? Aparentemente não.

– Então você realmente não sabia?

Ele encolheu os ombros, claramente magoado.

– Você nunca me disse. – Ao longo de toda a conversa, ele continuava sacolejando o bebê.

Minha vontade era me deitar ali mesmo, em frente à loja de artigos japoneses de papelaria, e nunca mais me levantar. Por que eu nunca tinha dito a ele? Quando a vida tinha se tornado tão frágil que eu temia dizer certas coisas? As expectativas eram mais altas do que nunca, os pensamentos, mais profundos, e nosso relacionamento nunca estivera tão abalado.

Eu não costumava dizer tudo que me vinha à mente? *Qual é a pior coisa que pode acontecer?*, eu me perguntava. *Terminarmos? Ficarmos tristes? Eu ter que procurar outro apartamento?*

Agora, embora eu ainda me sentisse à vontade com Dustin, não o via como confidente. Era como se meus sentimentos fossem sérios demais para que eu pudesse ser honesta com ele. Quando todos os seus pensamentos são péssimos e nem você confia em si mesma, por que expressá-los à pessoa que você mais ama? Era essa minha linha de raciocínio. Meus sentimentos eram perigosos. Potencialmente destrutivos. Eu tinha passado quase um ano esperando que ele entendesse, me concedesse uma dispensa, que percebesse que nosso período de "seca" era apenas uma parte de uma mudança bem maior e mais assustadora de paradigma. Queria que ele visse que eu estava com medo também. Que queríamos a mesma coisa: uma intimidade verdadeira. Mas antes disso que queria que ele me deixasse em paz. Eu não queria ter que dizer isso a ele.

Talvez eu estivesse envergonhada demais para dizer alguma coisa. Tentei imaginar um universo paralelo mais gentil e compreensivo. Um em que eu fosse mais gentil e compreensiva. Onde um período sem sexo após a chegada dos filhos não fosse visto como uma falha moral, uma propaganda enganosa reprodutiva sobre a qual os homens resmungam e fazem piadas sem graça, como se as mulheres tivessem atraído os parceiros para uma armadilha e agora não vissem mais utilidade neles. Um universo em que eu não ficasse paralisada, com medo de encarar o que eu tinha interpretado como um "mau sinal", uma falta (minha) de imaginação ou de coragem. Como se eu tivesse fracassado na missão de me conectar a Dustin.

Mas eu não tinha dito nada a ele. Só tinha dado as costas para ele na cama.

– Vamos para o carro – eu disse.

– Tá – ele respondeu, e andamos em direção ao pôr do sol, derrotados. Não conversamos um com o outro no caminho para casa, o que era fácil fazer com o bebê no carro.

Tudo que eu mais queria era que, naquela época, eu pudesse dar uma espiada no futuro, por algum milagre, e saber que tudo ficaria bem. Eu teria feito Dustin se sentar, teria pedido a ele que me desse algum tempo. *Vamos deixar a poeira baixar e aceitar que sou uma criatura mamífera que está amamentando. Tudo faz parte de um fluxo. Estamos assustados. Mas saiba que, em um ano ou dois, tudo estará diferente. Um dia, o bebê vai dormir três horas durante a soneca da tarde, e isso será rotina. No fim de semana, depois que formos para nossos respectivos cantos e olharmos para nossos telefones tempo o bastante para restabelecer algum senso de equilíbrio, um de nós – certo, ainda será você –, irá até o cômodo em que eu estiver e ficarei feliz em te ver. Saiba que não vou me esquivar do seu toque, não vou te dar as costas, que eventualmente sentirei um despertar quase adolescente do meu desejo, que, obviamente, sempre foi você que eu quis, e quero, que a logística e a bagagem e a pressão e pensar demais sobre tudo sempre serão variáveis da equação, mas algum dia, eu sentirei tesão de novo.*

Em uma semana ou um mês após esse dia 13 de fevereiro, estaremos na cama, no meio do dia, e depois de mais uma tentativa fracassada de transar, vou contar a ele, em tom confessional, sobre as lembranças do parto que me vêm à cabeça quando estou deitada de barriga para cima, imobilizada. Nós vamos chorar juntos, na cama. Será o início do fim da época em que eu o evito e evito conversas difíceis. Eu saberei, logo, que o fato de algo ser difícil, demandar esforço e não vir naturalmente não significa que não valha a pena. Não significa nada. E saberei que, enquanto pudermos conversar um com o outro, não estaremos amaldiçoados. Mas temos que fazer disso um propósito. Temos que tentar agora. Ugh.

Na manhã seguinte, em nosso primeiro Dia dos Namorados como pais, eu me arrastei para fora da cama assim que ouvi o bebê chorar, e o carreguei pelas escadas abaixo. Calcei botas e vesti casacos em nós dois e o deixei na entrada da frente.

– Fica aí, tá?

Lutei para abrir o carrinho e carregá-lo pelos degraus até a calçada. Logo estávamos nos deslocando, naquela manhã nublada, até onde houvesse café e bolinhos. Aquilo teria que ser o bastante. Quando voltamos, fritei um ovo para Dustin, em forma de coração, e escrevi "Te amo" com molho picante na borda do prato. Quando Dustin desceu as escadas, alguns minutos depois, olhei para ele e senti, se não amor, então um eco desse sentimento. O suficiente para saber que ainda estava lá, em algum lugar, e que eventualmente encontraria seu caminho de volta até a superfície.

Cômodos a mais (1 a 26)

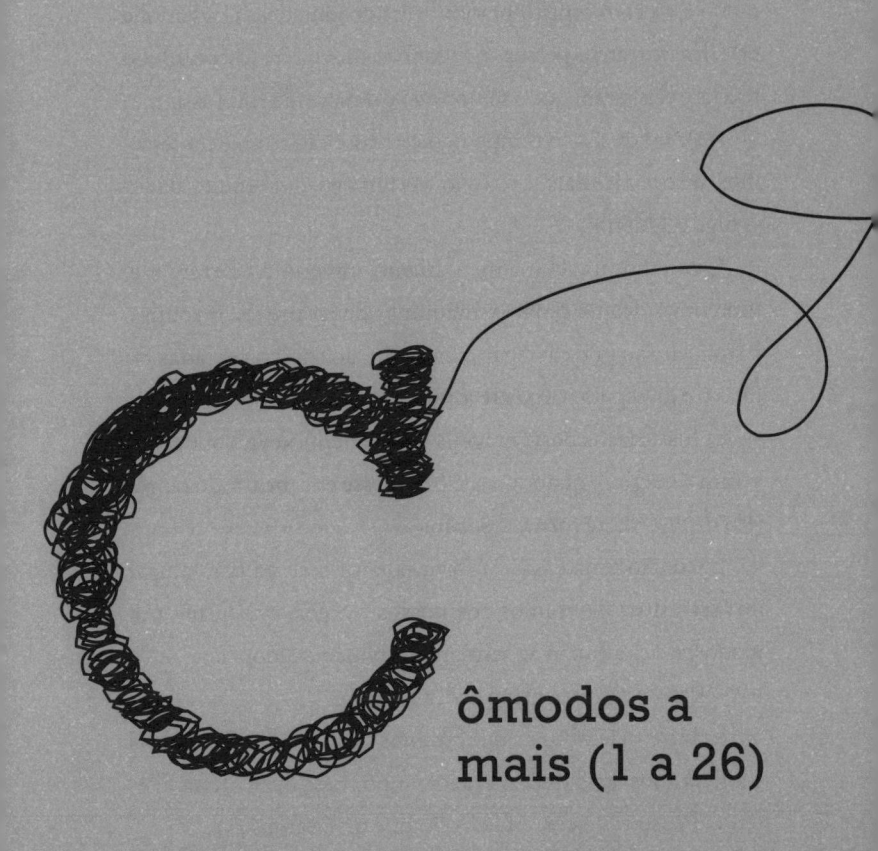

1.

Quando o bebê ainda é pequeno e acorda várias vezes durante a noite, fazemos uma viagem para Portland, em Oregon. Durante toda nossa estadia, os dias são de chuva, e passo a maior parte da viagem no banco de trás do nosso carro alugado, o bebê chorando e eu com o peito praticamente pendurado na cadeirinha dele. Encontramos pessoas que conhecemos na Internet em food trucks e elas juram que o tempo não é sempre tão ruim assim.

– Acho que, se o tempo não estivesse tão ruim e pudéssemos aproveitar mais o passeio, eu teria gostado muito daqui – digo a Dustin.

Queremos um clima mais ameno, um quintal de verdade, uma mudança de cenário, máquinas de lavar e secar roupas. Estou cansada de carregar o carrinho ao subir as escadas do metrô e de esperar uma eternidade em restaurantes. É aquela típica história: as desvantagens de viver em Nova York eclipsaram a magia, e quando você perde esse encanto, todo o projeto de viver lá se torna absurdo.

Encontro uma casa confortável em Portland para alugar no Craigslist. Contamos aos nossos amigos, que ficam animados, mas também se sentem um pouco traídos.

– Parece tão repentino – diz Halle.

Então eu a lembro de que estamos falando em sair de Nova York há anos. É só que, agora, o tempo passa de maneira diferente. Posso vê-lo correndo. Vejo que precisamos agir.

Reservamos um desses contêineres infernais, que sempre parecem muito maiores do que são, e distraio o bebê enquanto Dustin e seu pai arrumam metade das nossas coisas dentro dele. Deixamos a outra metade na calçada em frente ao nosso edifício. Não há tempo para um passeio de despedida. Temos um bota-fora em um bar em nossa última tarde de domingo, mas sinto como se já não estivesse mais ali. Nós nos mudamos de Nova York pouco antes do Natal.

2.

Nossa nova casa tem um monte de cômodos extras. Um porão bem-acabado. Uso as máquinas de lavar e de secar quase todos os dias, só porque eu posso. Nunca fui nada além de uma mãe aqui, e talvez por causa disso, me sinto menos constrangida em levar o bebê em restaurantes ou em empurrar o carrinho por quarteirões sinistramente silenciosos. Todos os amigos de amigos a quem fomos apresentados aqui são casados e têm suas próprias casas. Todo mundo cozinha. Tomo mundo tem um carro. Os encantos da idade adulta são mais convencionais e alcançáveis aqui. Nós os alcançamos. Em outra vida, talvez eu visse isso como um tipo de morte burguesa, mas para mim, neste exato momento, era subir à superfície para respirar.

3.

Uma de minhas amigas de Nova York me apresenta, via e-mail, a Danielle, que vive em Portland e tem um bebê poucos meses mais velho que o meu.

– Vocês podem ser mães-amigas. *Sem pressão.*

Meu impulso foi deixá-la de lado e retomar o assunto em alguma tarde em que eu estivesse me sentindo mais eu mesma. É difícil entender por que alguém iria querer ser minha amiga, quando nenhuma das minhas roupas cabiam em mim e eu estava cansada demais para ter senso de humor.

Em nosso primeiro fim de semana em Portland, Danielle faz contato comigo e eu a convido para vir até nossa casa. Compro um bolo de uma padaria da minha rua e lembro a mim mesma de que devo oferecer chá. Parece até que estou me preparando para um encontro.

Ela bate à porta e eu abro para encontrá-la na varanda. Está usando tamancos, um suéter branco drapeado e nenhuma maquiagem. Ela tem um cabelo loiro comprido e ondulado, e estava com um bebê ligeiramente maior do que o meu enganchado no quadril. Ela entra e tira os sapatos, o casaquinho do bebê, e então se senta no tapete. Fazemos perguntas uma à outra, e nos movemos do nervosismo a tentativas de relaxar. Nossos bebês engatinham pelo tapete e se jogam um sobre o outro, como filhotinhos, enquanto comemos bolo. Nenhuma de nós está dormindo muito e nós duas ainda estamos amamentando o tempo todo.

— Essa merda é tão difícil — diz Danielle, tirando um peito para fora quando seu bebê chora.

— Sim! — concordo, e alguma parte de mim relaxa. Será que eu estava simplesmente esperando que alguém viesse e dissesse aquilo em voz alta?

— Como foi seu parto? — ela me pergunta, e estreito meus olhos, enfiando um pedaço de bolo na boca.

— Foi foda. Horrível.

— O meu também — ela diz, e nós rimos o tipo de risada que muda, no meio, para algo mais sombrio.

Fazemos contato visual e assentimos, sacudindo a cabeça, e então rimos mais, cheias de resignação, rindo do absurdo, comunicando mais com um olhar do que tínhamos energia para explicar.

Nós nos revezamos contando a história de nossos partos e pegando os bebês uma da outra no colo, e me sinto meio maníaca com a emoção de finalmente ser compreendida. A habilidade de ser casualmente melancólica, de reclamar para alguém de maneira sucinta e não sentir que tenho que inserir ressalvas sobre o quanto amo meu filho. Se eu pudesse tê-la por perto para sempre, ficaria bem.

Danielle também passara por quase quarenta horas de trabalho de parto, ela me diz. Ela também idealizava o parto perfeito, mas desistiu e tomou a peridural, como eu fiz. O bebê dela, quando finalmente veio, saiu dela tão rápida e traumaticamente, que ela sofreu uma laceração extremamente debilitante de quarto-grau. Contou que agora estava vendo uma terapeuta de assoalho pélvico, "um anjo", e que vinha progredindo e apresentando melhora, mas sexo ainda era algo que ela não conseguia visualizar. Não podia andar de bicicleta nem correr. Nas primeiras semanas, não podia sequer se sentar. Apesar de tudo isso, voltou ao trabalho quando o bebê estava com seis semanas. Não teve escolha.

— Foi muito, muito difícil — ela diz.

— Imagino.

— Eu sonhava com todas as coisas que faria durante a licença-maternidade...

— Rá-rá-rá.

— Exatamente.

Conversando com ela, percebo que, quando relembro de meu próprio parto, uma espécie de comentarista compulsiva e extremamente crítica de mim mesma, imagino que se eu tivesse aguentado as pontas e prosseguido com o parto vaginal que eu tanto desejava, tudo teria sido perfeito desde então. Mas há todo tipo de formas de as coisa darem errado.

4.

Estamos enrolando para procurar creches, ainda que eu e Dustin precisemos desesperadamente de mais tempo para trabalhar. Algo em pesquisar lugares no Google, agendar visitas e preencher as inscrições parece impraticável. Talvez simplesmente relutemos em admitir para nós mesmos o que está se tornando óbvio: nosso esqueminha não está funcionando.

– E se esperarmos até que ele engatinhe? – sugiro.

Parece tão razoável quanto qualquer outra coisa. Algo no fato de que o bebê poderia se deslocar, capaz de ir de um canto a outro canto de um cômodo, pelo menos, faz com que pensar em abandoná-lo se torne menos difícil.

Precisamos de mais dinheiro. Porque vamos gastar 850 dólares por mês na creche, na esperança de que, com mais tempo livre para trabalhar, faturemos pelo menos 851 dólares a mais. O ridículo deste cálculo é parte do motivo pelo qual passamos, nós mesmos, tanto tempo dividindo os cuidados com o bebê em turnos.

– Quero aproveitar enquanto nosso bebê é um bebê. O tempo não volta – eu dizia durante a gravidez, imaginando dias repletos de nada além de fascínio.

Era o tipo de mensagem passada pelos posts no Facebook e em sites sobre filhos: "Essa fase passa rápido. Se você deixar passar, jamais a recuperará". É uma ameaça. O que era o trabalho comparado a acompanhar uma vida desabrochando bem diante dos seus olhos? Agora me convenço um pouco mais a cada dia, de que quero perder pelo menos um pouco. E pensar que o bebê só é bebê por uma vez soa mais como consolo do que como ameaça.

5.

— Se eu pudesse passar dez bons minutos com ele a cada duas horas, seria o ideal — digo a Danielle, certa noite, durante uns drinques. — Sabe, quando estão realmente pequenos. E você só... olha para eles. E não tem nada para fazer. Você sabe que deve conversar com eles, mas se sente como uma louca. E você só, tipo, fica cutucando eles de leve no nariz e fazendo "Bup", com brinquedos, como se fossem cãozinhos... *Bup!*

Sinto certa ânsia quando digo essa palavrinha boba: *bup*. Fazia parte da minha linguagem de bebê, e sempre faria. Lembro da risadinha dele, da atenção que me dedicava quando eu fazia isso, como ele me olhava de um determinado jeito que me convencia de que estávamos nos comunicando ali, de algum modo mais profundo, um plano além das palavras, e quero retirar todos os meus impulsos de estar em qualquer outro lugar. Isso não era a vida no nível mais elementar? Não era isso que eu buscava ao escrever?

Se ao menos eu tivesse o tipo de energia espiritual para me manter nesse estado profundo por mais tempo, e não o achar opressivo após dez minutos.

6.

— Cuidar de um bebê é como dirigir pela estrada — disse a esposa de um velho colega de trabalho quando eu estava grávida, na mesa de piquenique do jardim da casa deles. – É incrivelmente entediante, mas você não pode relaxar nem por um minuto.

Eu me lembro de pensar: *Ah, mas comigo não vai ser assim.*

7.

Era difícil ver esse tempo com nosso filho pelo que realmente era: um investimento em outra pessoa, o sacrifício no início de um projeto longo e recompensador. Era como um ritual de iniciação, com todas as partes difíceis no começo.

Tinha que ser assim? Você tinha realmente que se reinventar? Você tinha que se esconder no banheiro com o telefone, sair em longas caminhadas e chorar? Você tinha mesmo que odiar todo mundo – e a si mesma, principalmente?

Eu não queria simplesmente suportar, queria *curtir a experiência*, sair da provação mais forte, sábia e – desafiando a razão – mais bonita. Via minha habilidade em estar presente como parte de um teste ao meu caráter ou das minhas "credenciais" de mãe: eu seria feliz ou iria me debater contra a realidade? A maternidade melhoraria tudo na minha vida, faria de mim alguém melhor, ou ia arruinar tudo?

Eu agia como se houvesse um veredito. Uma resposta fácil. Uma história. Eu agia como se estivéssemos ajustando o tom que o resto da nossa vida teria.

Não me ocorria que nós podíamos simplesmente levar as coisas de maneira mais flexível. Aprender conforme vivíamos. Mudar as coisas mais tarde. Perdoarmos a nós mesmos.

8.

Vamos a algumas creches com o bebê a tiracolo. É difícil pensar em deixá-lo em qualquer lugar e me sentir bem com isso, mas o último lugar que visitamos é completamente à prova de críticas. A diretora da creche abre a porta e nos introduz a um paraíso para bebês, repleto de tapetinhos macios, espelhos e mulheres tranquilizadoras com crianças no colo, lendo historinhas para elas. Uma horda de bebês vem engatinhando até nós, alguns acenando, alguns dizendo "oooooiiiiiii" em vozes bem baixinhas conforme seguimos, com cuidado, pela grande sala.

Dustin e eu olhamos um para o outro e encolhemos os ombros.

— Isso foi fácil — ele diz, quando voltamos para o carro e vamos para casa, ambos sentindo como se tivéssemos cumprido mais uma tarefa.

— O que vocês vão fazer no primeiro dia do bebê na creche? — perguntou Danielle durante o jantar, à noite, em um tom de brincadeira. — Vocês deviam fazer algo divertido, só para vocês. Saiam para almoçar em algum lugar bacana. E aquela sauna chique que abriu?

No caminho para casa, ela me manda mais uma mensagem, ainda sobre o assunto:

> E que tal vocês transarem no meio do dia, com o sol entrando pelas janelas?!

9.

Na primeira manhã do bebê na creche, eu me sento com ele no tapetinho por um tempo, então o tiro do meu colo e tento despertar o interesse dele por alguns brinquedos, para que eu possa sair sem que ele perceba. Entrego à diretora da creche uma bolsa com leite materno congelado.

– Volto à 13h para amamentar, tá? – digo, e ela é simpática, se mostra feliz em me atender.

Quando finalmente me desloco até a porta, o bebê me segue com o olhar, engatinhando a toda velocidade até onde estou vestindo o casaco e correndo para calçar os tamancos. Ele está com o rosto vermelho e aos berros. Não pode acreditar no que está acontecendo. Eu me sinto enjoada ao lutar contra o impulso de correr até ele e agarrá-lo, sentir o cheirinho dele, levantar minha blusa e dar meu peito a ele. Sinto algo em mim se fechar, por necessidade.

– Eu vou voltar – prometo a ele, suplicando, como se ele pudesse entender, então saio pela porta. Repito *sinto muito* milhões de vezes na minha cabeça enquanto volto para casa.

Sinto que estou fazendo algo errado ao deixá-lo. Não consigo acreditar na força daquilo, no poder que ele tem sobre mim, como se sobrepõe a qualquer pensamento racional. Ao chegar em casa, caminho de um lado para o outro, arrumando nervosamente a sala de estar. Não subo as escadas para encontrar Dustin. Sei que, assim que o vir, eu vou chorar. Esvazio a máquina de lavar louças e mando uma mensagem de texto para Danielle, que me diz para beber uma taça de vinho, embora ainda sejam dez da manhã. Olho em volta. A casa está vazia. Não tem um bebê no cômodo ao lado, espalhando brinquedos, nenhum bebê no chão, batendo nas panelas com uma colher. Parece que estou escapando de alguma coisa. Como quando, em um sonho, você encontra um novo quarto na sua casa.

Dustin desce as escadas e vem até mim.

– Ele gritou – digo, e o semblante de Dustin se entristece. Algo na tristeza dele faz com que eu chore aninhada ao peito dele.

– Mas vai melhorar. E temos que fazer isso. Você vive dizendo que precisa de mais tempo para trabalhar. E é bom para ele. – Dustin tenta me consolar. – Sabe, conviver com outras crianças, socializar…

– Acho que isso é só o que as pessoas dizem a si mesmas – digo, rindo enquanto seco minhas lágrimas.

– Tá bom, então. Diga isso a si mesma!

10.

Chego à creche às 13h naquele primeiro dia, tendo feito muito pouco em termos de trabalho, e muito menos em termos de sexo com meu marido. Espio pela porta da frente e posso ver meu bebê no colo de alguém, com uma chupeta na boca. Seu rosto está vermelho e manchado; ele parece derrotado. Corro até ele e, quando o pego, ele põe a cabeça no meu ombro e choraminga.

– Ele não aceitou a mamadeira – diz uma das cuidadoras, retraindo-se um pouco.

– Ele chorou o tempo todo? – pergunto, já com medo da resposta.

– Não o tempo *todo*. Ele parava e voltava.

Tento eu mesma não chorar. Era exatamente o que eu temia. *Isso tudo para poder escrever? Isso tudo por um tempo sozinha, para trabalhar?* Eu o amamento e volto para casa por mais algumas horas, mais pelo princípio do que por qualquer outra coisa.

No caminho para casa, passando por narcisos e tulipas e pessoas andando com seus cachorros, tenho uma conversa motivadora comigo mesma: *Você tem que fazer isso ou vai enlouquecer. É pelo bem-estar de toda a família. Ele vai se acostumar. Você vai se acostumar. Será difícil, mas então vai ficar tudo bem.*

Preciso saber do que sou capaz, do que preciso para ser uma boa mãe e uma boa pessoa – me ocorre que precisei ter um bebê para entender tudo isso. Tive que ficar mais desesperada; tive que ir até o fundo do poço antes que aprendesse a ver, e então dizer, em alto e bom som, o que eu precisava. Tive que me mudar de Nova York. Ver uma terapeuta. Conhecer Danielle.

Como eu queria ter entendido isso mais facilmente, mais cedo. Queria que essas duas coisas tivessem acontecido em outra ordem: eu aprendendo o que precisava e *então* me tornando mãe de alguém. Mas é melhor do que nada. Quando volto para casa, vou direto para meu pequeno escritório, no quintal: uma garagem reformada que reivindiquei para mim, sem dizer palavra alguma. Penduro um quadro de avisos, acendo um incenso, penduro fotos e arrumo meus livros. Livros de outras mulheres. Algumas delas, mães.

11.

E se a dificuldade para se ajustar à maternidade não fosse uma falha moral ou de imaginação? E se pensássemos em todo o empenho como se fosse um trabalho? Esse seria o início de uma carreira, com um monte de tarefas que rendem experiência, muita indignidade, a sensação de não ser valorizado. Um emprego sobre o qual você reclama com seus amigos. Mas então começa a ficar mais fácil, ou mais gratificante. Você fica melhor naquilo. Torna-se parte de você. E você começa a pensar: *Bem, o que mais eu poderia fazer o dia todo?*

É claro que é totalmente diferente. Mas dá para entender o que leva alguém a não querer ter um emprego. E dá para entender o que leva alguém a querer.

12.

Dustin vai buscar o bebê uma hora mais tarde, e quando eles chegam em casa, nós nos sentamos juntos no sofá – somos um trio novamente. Sinto uma leveza incomum. São cinco da tarde e não me sinto a mera carcaça de um ser humano. Não estou chafurdando em minha tristeza, ressentimento ou cheia de raiva por conta de tudo com que temos que lidar. Quando amamento o bebê, eu o abraço, saboreando a sensação do corpinho dele junto ao meu.

13.

Começo a frequentar aulas de ioga – o tipo regular, para adultos, o que eu não fazia há anos. Não há bebês, mas há homens de verdade, o que sempre é esquisito. Ir até um novo estúdio, não saber onde assinar ou quando descalçar meus sapatos, me faz querer desistir, mas antes que eu possa, uma mulher me vê. Talvez percebendo meu desconforto, ela me conduz até a sala e indica onde posso esticar minha esteira. Sentindo uma centena de olhos sobre meu corpo enorme, eu me sento, fazendo e refazendo meu rabo de cavalo, tentando não estabelecer contato visual com ninguém. A professora entra na sala e se apresenta para mim.

– Você tem alguma lesão sobre a qual eu deva saber?

– Bem, eu acabei de ter um bebê – respondo sem pensar, apesar de isso não ser exatamente verdade. Passara pela mesma coisa no salão de beleza, na semana anterior. "Ah, quantos anos tem seu bebê?", a cabeleireira perguntou, e pensei em mentir para ela. Queria dizer que o bebê era recém-nascido. Queria que entendesse que eu ainda não era eu mesma. Queria que se impressionasse por eu estar ali, na cadeira do salão, usando rímel. Queria receber uma atenção especial. Queria estender o estado de graça indefinidamente. Ser avaliada e fazer com que as pessoas pensassem: *Até que ela está bem.*

Quero que a professora de ioga entenda por que os meus braços vão tremer na postura do cachorro olhando para baixo, por que eu vou passar a maior parte da aula na postura da criança, escondendo o rosto. Por que eu talvez chorasse na postura do pombo, quando meu novo estômago tocasse a panturrilha da perna sobre a qual eu estaria sentaria. Quero que ela saiba que eu costumava conseguir fazer tudo, que já estive em boa forma. Quero que ela saiba que isso aqui não sou eu.

– Ele está com nove meses – acrescento voluntariamente, antes que ela me pergunte, diminuindo alguns meses como quem omite uns quilinhos na carteira de motorista. – Eu fiz uma cesariana, mas já estou bem.

Ela assente, fazendo um profundo contato visual comigo, e põe a mão no meu joelho.

– Vá com calma e faça os ajustes que precisar. Você conhece bem seu corpo.

Será que conheço?

14.

Nosso acordo tácito é que, quase todas as noites, eu lavo a louça do jantar enquanto Dustin dá um banho no bebê. Isso significa que tenho oportunidade de ficar sozinha e ouvir podcasts. Ouço principalmente entrevistas com pessoas cujas carreiras eu invejo, normalmente escritores, pessoas que estão no mundo. Gente que ainda vive em Nova York. Ainda estou no mundo, é claro, e ainda escrevo. Na verdade, estou escrevendo mais e ganhando mais dinheiro do que antes do bebê, mas ainda me sinto deixada para trás. Sempre penso, até demais, sobre o que eu faria se tivesse o tempo que algumas amigas minhas têm. Minhas amigas sem filhos. Alimento fantasias de pedir comida japonesa e virar a noite trabalhando, como fazia nos velhos tempos. E, ainda assim, sei que nunca fiz o que devia fazer naquela época também. É revigorante, suponho, ter algo além de mim mesma para culpar.

Hoje à noite, dou um tempo de carreiras para ouvir um podcast chamado *The Longest Shortest Time*. A entrevistada era Ina May Gaskin, "a mãe da obstetrícia moderna", autora dos livros responsáveis por todas as minhas ideias românticas sobre parto natural.

A entrevistadora confronta Ina May, dizendo que seus livros a fizeram se sentir um fracasso quando seu parto não aconteceu como ela esperava.

– Eu tinha essa impressão – diz ela a Ina –, e talvez fosse uma impressão errada. Você acreditava que todas as mulheres podiam ter um parto, se não totalmente livre de dor, pelo menos completamente tranquilo?

– Não – responde Ina May. – Não! Não é uma experiência feliz para todas as mulheres. Às vezes é realmente sofrido e difícil. Você não está sozinha se acha que sentiu muita dor e, por isso, se considera um fracasso.

Ao ouvir isso, eu pouso a tigela que estou esfregando, me apoio na pia e choro de soluçar. Estou um pouco horrorizada com a influência das palavras dela sobre mim e com o quanto preciso ser perdoada, pelo que considero uma performance lastimável, por essa mulher que jamais conheci.

Então Ina tenta explicar.

– E se simplesmente disséssemos às pessoas que sempre dói muito, muito, muito mesmo? – ela pergunta, e responde a si mesma. – Bem, isso não seria muito bom, porque todo mundo ficaria terrivelmente assustado.

15.

E se, em vez de temer deixar mulheres grávidas receosas, as pessoas contassem a verdade a elas? E se as mulheres grávidas fossem tratadas como adultos pensantes? E se todo mundo se preocupasse menos com a má impressão que a verdade acerca da maternidade poderia causar nas mulheres?

16.

Percebemos que é melhor que Dustin deixe o bebê na creche pela manhã – o bebê fica mais tranquilo perto dele, mais disposto a se separar dele, a pessoa que não tem seios. E eu o apanho. Toda tarde o bebê e eu saímos da creche com um "relatório", um pedacinho de papel que diz quando ele fez cocô e por quanto tempo dormiu. Por razões sobre as quais não tenho total consciência, sempre enfio o papel no meu bolso quando elas me entregam, como se fosse uma carta de amor que eu só devesse ler privadamente. No primeiro sinal vermelho eu procuro o papel no casaco e o estico sobre o volante.

A melhor parte é sempre o "preencha os espaços em branco". Eu me diverti: _____ [lendo livrinhos, brincando lá fora, indo ao parque, brincando com blocos]. Não posso evitar me apegar a cada palavra, como se aquele pequeno relatório fosse me devolver o que quer que eu tivesse perdido durante a ausência temporária dele. (Autoridade? Intimidade?

Controle?) Quando chegamos em casa e caminhamos para a porta, sou novamente a mãe dele.

Sei que há mais no dia dele do que consta naquele pedaço de papel, mas tenho a coisa toda memorizada do mesmo jeito. Conto a Dustin os detalhes da tarde, como se eu fosse onisciente em relação ao bebê. Até bem recentemente, eu me sentia como se fosse.

17.

Hoje eu estava no sofá brincando com o bebê, que é, a cada dia, menos bebê. Ele estava rindo e balançando o corpo de um jeito que me deixava tensa. Meio brincando, dei um tapinha na almofada do sofá, como se o mandasse se deitar, e ele imediatamente fez isso. Ele se deitou de bruços e, rindo, olhou para mim. Eu também ri, maravilhada e um pouco devastada por ele ter aprendido um truque novo que não tinha sido eu quem ensinara.

Quando Dustin passou pela porta, perguntei:

– Você ensinou o bebê a se deitar? – E demonstrei o gesto. O bebê se deitou de novo.

– Não ensinei isso a ele!

É uma coisa insignificante, mas torna inegável o que, há apenas poucos meses antes, parecia impossível: nosso filho tinha uma vida além da que dividia conosco. Separado de nós. Ele é sua própria pessoa. Em alguns dias, isso é um enorme alívio, pelo qual eu esperava. Em outros dias, ou outros momentos, sinto uma inesperada pontada de tristeza em meu plexo solar.

Um dia ele vai crescer e se afastar de nós, e nós vamos sentir saudades dele o tempo todo. Ainda me irrito quando ele me acorda, aos berros, todas as manhãs. Ainda preciso de tempo e de espaço longe dele, para pensar, ler, trabalhar e me sentir como uma pessoa, ainda que eu saiba que, um dia, eu não vou desejar nada na vida tanto quanto abraçá-lo.

18.

– Não conseguimos! Não suportamos ouvir ele chorando.

É o que vínhamos dizendo, por meses, a outros pais, quando o tema de "treinamento do sono" surgia. Como se fôssemos realmente dois grandes molengas. Como se alguns pais fossem indiferentes ao choro de seus filhos.

Devo dormir no quarto de hóspedes, no andar de baixo, segundo as ordens de Dustin.

– Ah, tá bom – disse, tentando disfarçar meu contentamento. Fazia quase um ano que eu não dormia uma noite inteira, e parte de mim não acredita na minha sorte. Sinto como se estivéssemos assumindo o controle de nossa vida. Também me sinto carrancuda, estranhamente parental.

Depois de tomar um banho morno, passo algumas horas vendo *Friends* com fones isoladores de ruído externo, tentando fingir que a coisa toda não está acontecendo. Tenho a impressão de ouvir um choro algumas vezes, mas parece bem distante, o bebê de outras pessoas. Mas quando vou fazer xixi, lá está: choro. Gritos constantes. Meus mamilos endurecem imediatamente e o leite começa a descer. Tento andar pela casa, pego um copo de água, checo as fechaduras. Eu me sinto como um animal enjaulado, uma fêmea incapaz de fazer seu trabalho. Eu me deito na cama, cubro-me e fico olhando para a parede, tentando não me mexer, mas lutando contra o impulso de subir pelas escadas e pegar o bebê no colo. Até que não aguento mais, chuto as cobertas e corro lá para cima, até Dustin, com gestos, me mandar descer.

— Vamos acabar com isso — suplico, sussurrando.

— Não! Volte lá pra baixo antes que ele te escute!

Consigo ouvir o bebê, meu bebê, choramingando para si mesmo.

— Vamos tentar de novo daqui a algumas semanas. Quando ele estiver um pouquinho maior. — Começo a chorar. — Eu me sinto tão mal... Não quero fazer isso. — Ouvir o bebê chorando e não confortá-lo parecia tortura, é como estar faminta, com um banquete bem na minha frente, e não poder comer.

— Nós vamos fazer isso — disse Dustin, com propósito na voz. Ele entra no quarto para dar tapinhas no bumbum o bebê de dizer a ele que tudo vai ficar bem. — Nós estamos bem aqui.

Estamos? Eu rastejo pelas escadas abaixo e, ainda bem, caio no sono. Depois de mais duas noites infernais, dá tudo certo, as coisas melhoram e a gente se pergunta por que não fizemos aquilo antes. A sensação de que tomamos as rédeas da situação é intoxicante. O que mais podemos fazer? O que mais ainda não fizemos?

19.

Não sei bem o que fazer com meu novo tempo livre à noite. Vou para um canto, pinto as unhas do pé, assisto à TV, penso em como algumas pessoas são perfeitas com bebês e outras não são. Eu não sou.

20.

Apanho uma amiga escritora em seu hotel, no centro. Edan está aqui para conduzir uma leitura. Publicou um romance de sucesso ano passado e agora era lançado em edição comercial. Ela está grávida do segundo filho. Enquanto estamos no carro, a caminho do almoço, eu lido com o Google Maps e pergunto a ela sobre seu voo, o novo livro e a gravidez.

– Acima de tudo, mal posso esperar para amamentar de novo – ela me diz.

– O quê?

– Sim! Eu amei amamentar. É basicamente o motivo pelo qual vou ter outro bebê.

— Uau! Huh... – *Espera aí, será que eu gostava também?*

Com coisas assim tão importantes, é quase certo que, qualquer que seja a interpretação, será verdade. Todos conversávamos sobre como se fôssemos, eventualmente, chegar a uma grande conclusão, uma postura correta, mas, na verdade, aquilo acontecia de formas diferentes para cada um, e era impossível definir algumas coisas. O parto foi uma experiência traumática ou transcendental? A gravidez era uma fase de fascínio e encanto, ou uma espécie de incapacidade temporária? Devíamos adaptar nossa vida aos filhos ou adaptar os filhos à nossa vida? Meus sentimentos mudavam a cada minuto, dependendo do humor e da companhia. Parecia fundamental, no entanto, continuar me questionando.

21.

Quero os hormônios fora do meu corpo. Quero ser a velha versão de mim, como se fosse possível, e fantasio que, quando meus peitos secarem, tudo voltará ao normal. O projeto extenuante de maternidade precoce estará completo. Sairei da prisão, em liberdade condicional.

Passei uma semana sem me sentar muito perto do bebê. Sem segurá-lo no colo por muito tempo. Desapareço na hora de dormir e sinto como se tivesse esquecido algo essencial. Como se tivesse saído de casa sem trancar a porta.

Em uma questão de semanas, a amamentação se torna uma coisa distante, que fiz por um tempo. Ele parece ter esquecido que aquilo existia. Era tão importante para mim amamentar por um ano, e, agora que tinha conseguido, parecia que eu tinha tirado excelentes notas no vestibular – mas ninguém se importa, desde que você entre na faculdade.

De qualquer forma, o bebê começou a me dar mais abraços e beijos na boca. Ele diz palavras. Algo mudou em mim também. Quando ele entra na sala, eu me jogo no chão, sem pensar, abrindo os braços. Sinto verdadeira alegria ao vê-lo, e menos medo. É mais fácil rir junto dele. Não gosto de pensar em sair de casa para trabalhar.

22.

Quando o bebê está com quatorze meses, a irmã de Dustin vem nos visitar. Estamos em setembro, no aniversário de dois anos do nosso noivado. A ideia de um casamento ainda existe, mas decidimos aproveitar a presença da família na cidade para passarmos a noite em um hotel.

Estou nervosa com a perspectiva de passar uma noite sozinha com Dustin, sem interrupções. Sem desculpas. Mas também me sinto meio boba. Seguimos o conselho de uma amiga e transamos assim que entramos no quarto. Na minha mente, estou rindo de mim mesma, mas tudo bem. É até mesmo bom. Sinto que superamos alguma armadilha mental, alguma pressão, enquanto entramos no restaurante do hotel, com os cabelos molhados e sorrisos fáceis.

Gastamos além da conta, compramos um maço de cigarros só porque podemos, tomamos coquetéis em um bar escuro no porão do hotel e então fumamos sob um toldo, na chuva. O ar está fresco e estamos um pouco bêbados. Nunca me senti tão livre e feliz. E me ocorre que tive um bebê só para me sentir assim, tão livre, longe dele.

23.

> Peraí.

Escrevo para Danielle após contar a ela como as coisas tinham melhorado ultimamente, como o bebê está maravilhoso e como sinto como se sentisse verdadeira alegria pela primeira vez em muito, muito tempo.

> Talvez eu estivesse deprimida esse tempo todo. Depressão pós-parto, sabe?

> Nunca me ocorreu que você não tivesse DPP

Danielle, minha mais querida amiga, enviada pelos deuses, que não me conhecia antes que eu fosse mãe, nunca me vira sem estar deprimida, e tinha ficado comigo mesmo assim, por alguma razão.

> Odeio o Dustin

> Por quê?

> Por não ter percebido! Por não saber!!!

Penso em todas as vezes em que senti que ele me julgava antes de dormir, por responder a ele rispidamente, por me deitar no sofá, extremamente triste, em vez de brincar com o bebê. Não me ocorria ficar com raiva de mim mesma. Ou com pena. Ou simplesmente me sentir grata porque, o que quer que tenha sido, estava passando. Já passou. Danielle me diz para não fazer daquilo algo sobre ele, sobre culpa. Que estávamos os dois sobrecarregados. Ele tinha as próprias questões. Devíamos simplesmente seguir em frente. Não posso dizer que concordo com ela. Ainda não estou tão despojada, mas consigo entender o argumento.

> Concentre-se na alegria.

> Ugh, tá bom.

24.

Quando as mulheres na creche me contam que ele dá a chupeta para os bebês mais novos quando eles choram e os beija no nariz, já sei o que estão prestes a dizer.

— Sim, ele ama bebês — digo, rindo enquanto coloco suas botas de inverno.

— Vocês deviam dar um irmãozinho ou uma irmãzinha para ele!

Pronto. Todo mundo sabe que não se deve dizer esse tipo de coisa, mas as pessoas não conseguem se segurar. Parte de mim quer para ceder e brincar também, para se submeter ao modo natural de coisas, para relaxar um pouco minha recém-descoberta força e brincar com o perigo novamente. *É, tudo bem, vou ter outro bebê. Porque é o que você quer. Porque seria muito fofo. Abrir mão da terra dos vivos — a terra dos prazos, das aulas de ioga, de bebidas no fim do expediente — e mergulhar, novamente, em ainda mais ternura.*

Eu só balanço a cabeça e fecho os botões do agasalho do meu filho, e então me levanto com o bebê apoiado em meu quadril e sorrio para elas.

— Vamos ver!

Sempre me sinto tão mãe quando vou buscá-lo na creche, acenando para as mulheres que pago para tomarem conta do meu filho, para que eu possa escrever. Essas mulheres que não sabem nada sobre mim, não têm ideia de como me sinto sobre nada disso. Elas querem que eu volte para o começo. Que eu faça tudo isso de novo.

25.

Como explicar o estranho arco da parentalidade para novas mães? Como fazer com que acreditem em você? A forma como tudo é difícil no começo e, então, ficam mais fáceis. É como descobrir mais horas em um dia. É como o fim do ano letivo, aquele primeiro dia do verão. É como se mudar para um novo país, que é lindo, mas está envolvido em uma guerra. E aí a guerra acaba e você começa a se reconstruir.

Minha terapeuta chama isso de *expansividade*. Ela fecha o punho, e então abre os dedos até que sua mão fique espalmada. Você expande e retrai. Está na defensiva, e depois, não está mais. Começa a se abrir sozinha, a buscar outras pessoas. A buscar sua própria complexidade. Você vai se deitar no sofá para uma soneca e pensar em abrir um velho livro de receitas, e em fazer algo mais elaborado para o jantar, sem algum motivo em especial. Vai pensar em plantar uma horta no jardim esse ano. Ou voltar a correr. Vai entrar na Target sozinha e sair com óculos de sol e um colar novo. Um pijama de algodão. Nenhuma peça para o bebê.

26.

O bebê e eu caminhamos para casa, voltando da creche juntos conforme o sol se põe.

— *Pachalinho*! — ele diz e aponta para cada pássaro.
— *Avinhão*!

Nós paramos de tempos em tempos para que eu possa olhar para ele e beijá-lo bem na dobrinha em que o nariz encontra a bochecha. O pai dele, eu sei, está em casa, cozinhando o jantar, e vai se sobressaltar e então gritar da cozinha, assim que passarmos da porta:

– Vocês chegaram!

Vamos todos nos abraçar. Somos uma família. Aquilo aconteceu, de algum jeito. De alguma forma, eu permiti que acontecesse. Ou então aconteceu, apesar de mim. No fim, concluo que isso não importa.

Agradecimentos

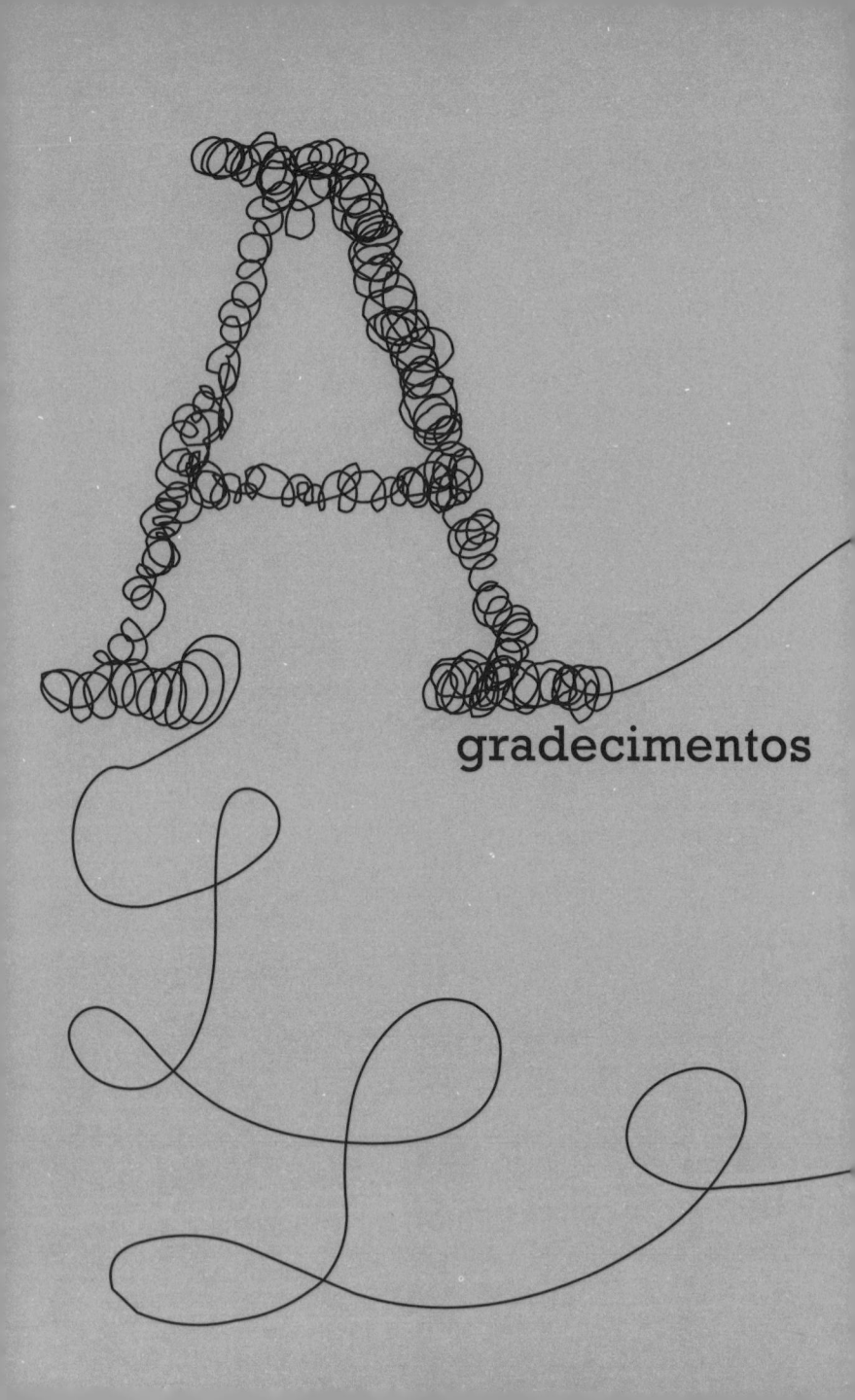

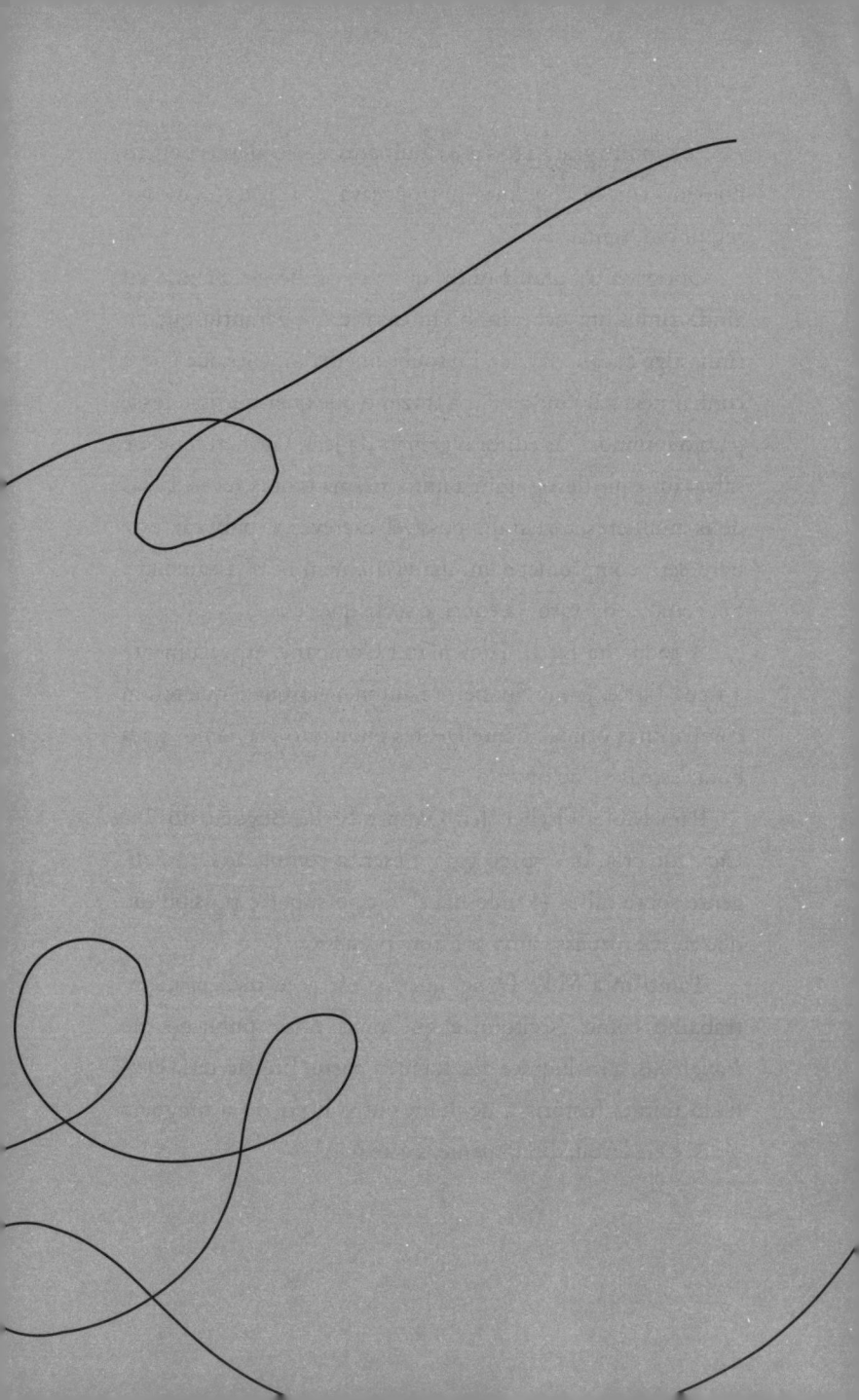

Sou muito grata a todas as mulheres (e, ok, alguns poucos homens) cuja fé, enquanto eu tropeçava neste projeto, me fez seguir em frente.

Obrigada a Sarah Smith, que me conheceu quando eu ainda tinha um bebezinho em casa, e me garantiu que eu tinha algo bacana a dizer. Eu soube imediatamente que podia confiar nela para me ajudar a trazer o que quer que isso fosse para o mundo. E às editoras geniais da Jean Garnett, que me salvaram e me devolveram a mim mesma tantas vezes. Essas duas mulheres tornaram possível escrever e publicar este livro sem comprometer minha visão, nem minha sanidade. Sei como isso é raro e a enorme sorte que tive.

A todos na Little, Brown and Company, especialmente a Lena Little, Jenny Shaffer e Lauren Velasquez, que foram companhias ótimas e inteligentes enquanto corríamos para botar este livro no mundo.

Para Molly Fischer, Jen Gann e Stella Bugbee, do *The Cut*, que criaram espaço para a escrita complicada e inteligente sobre filhos (e tudo mais), e cujo suporte possibilitou que eu me tornasse uma escritora profissional.

Também a Mike Dang, que me ofereceu meu primeiro trabalho como escritora, e que mais tarde publicou, no *Longreads*, a maluquice que foi meu parto. Eu não teria confiado minha história a nenhum outro lugar ou a ninguém mais, e ela levou, diretamente, a este livro.

Para minhas amigas escritoras, que leram rascunhos, perdoaram meu pânico, me inspiraram com sua própria escrita e me distraíram com boa fofoca. Agradeço a Deus por mulheres brilhantes como Emily Gould, Charlotte Shane, Jessica Stanley, Anna Wiener, Lydia Kiesling, Edan Lepucki. E também por Rumaan Alam, um dos raros homens que permito em meus aplicativos de mensagens diretas.

Para minhas amigas-amigas, que fazem com que eu me sinta muito sortuda. Halle, Lindsay, Miriam, Ashley, Will e Jen me mantiveram rindo e sendo eu mesma (enquanto também, obviamente, acolhiam-me durante as crises de choro). Para Danielle, minha primeira e mais querida mãe amiga, que se sentou comigo nos momentos mais difíceis, me serviu vinho e ouviu meus pensamentos sombrios e depois comemorou comigo quando as coisas melhoraram. (O que eu teria feito se a gente não tivesse se conhecido?) E para Kathryn e Alexis, minhas mães e amigas das ilhas Cayman, de quem morro de saudades – nosso encontro foi coisa do destino.

Para mulheres como Rachel Fershleiser, Kathryn Ratcliffe-Lee, Christine Onorati e Amanda Bullock, que me treinaram e defenderam meu trabalho e este livro de maneiras pelas quais sempre serei grata.

Para minha terapeuta, Ann Marie, que conheci na hora certa. Este livro careceria seriamente de um nível de autoconsciência se não fosse pela orientação dela.

Para todas as mães no Twitter por me mostrarem o caminho, e por saberem a diferença entre precisar de conselhos e precisar fazer uma piada de mau gosto por puro desespero. O mesmo vale para todos os escritores.

Para minha mãe real, por sempre saber que eu era uma escritora, mesmo quando eu esquecia.

Para as cafeterias do Brooklyn, de Portland e das Ilhas Cayman, que assombrei enquanto evitava minha família para terminar este livro: Variety, Blue Stove, Caffe Vita, Random Order, Paperman's, Cafe-del-Sol, Grand Central Bakery e Heart.

Falando em família: para Dustin, por me dizer logo no início que eu poderia escrever o que precisasse, sem ter que pedir permissão. Talvez você não soubesse no que estava se metendo... Obrigada por ficar comigo enquanto eu tentava entender tudo isso (o livro e a vida no livro), enquanto eu aprendia tudo da maneira mais difícil, como sempre faço.

E para H, que fez de nós uma família, do tipo que eu não tinha certeza se saberia como ser até que você nos mostrasse, com essa curiosidade maravilhosa e sua alegria sem fim.

Sobre a autora

O trabalho de Megan O'Connell já apareceu na revista *New York* e nos sites *The Awl* e *Longreads*, para os quais continua escrevendo textos sobre os mais diversos assuntos. Antes disso, foi colunista no *The Cut*, co-editora do *The Billfold* e funcionária de start-ups como Tumblr e Kickstarter. *Embaraçada* é seu primeiro livro. Ela vive com a família em Portland, Oregon.

©2018, Pri Primavera Editorial Ltda.

©2018, Meaghan O'connell

Equipe editorial: Larissa Caldin e Lourdes Magalhães
Tradução: Mabi Costa
Revisão: Rebeca Lacerda
Projeto gráfico, capa e diagramação: Project Nine Editorial

Dados Internacionais de Catalogação na Publicação (CIP)
Andreia de Almeida CRB-8/7889

O'Connell, Meaghan

  Embaraçada / Meaghan O'Connell ; tradução de Mabi Costa. -- São Paulo : Primavera Editorial, 2018. 280 p.

ISBN: 978-85-5578-061-5

1. Gravidez 2. Maternidade 3. Parto 4. Família 5. Parentalidade I. Título II. Costa, Mabi

17-0550   CDD 618.24

Índices para catálogo sistemático:
1. Grávidas : Memórias

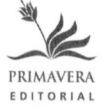

PRIMAVERA
EDITORIAL

Av. Queiroz Filho, 1560 - Torre Gaivota Sl. 109
05319-000 – São Paulo – SP
Telefone: (55 11) 3034-3925
www.primaveraeditorial.com
contato@primaveraeditorial.com